Mayte Prida nació en Ciudad de México. Comenzó su carrera periodística en San Antonio, TX. Condujo diarios noticiosos y el programa nacional América de la Cadena Univisión. Desde el 2002 se ha dedicado a dar charlas motivacionales convirtiéndose en una de las principales voceras de la salud y la mujer en los Estados Unidos. "Entre Amigas" de la Cadena Telemundo la volvió a colocar como una de las personalidades favoritas de la televisión Hispana. Actualmente vive en Los Angeles, CA.

OTROS LIBROS POR MAYTE PRIDA

Una etapa difícil

CON FE

CÓMO TRANSFORMAR
TU VIDA Y
EMPEZAR DE NUEVO

MAYTE PRIDA

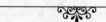 *Una rama de* HarperCollins*Publishers*

A mis hijos Tommy e Isabelle, mis grandes maestros A Papá Grande quien perdura a mi lado a través del tiempo y el espacio.

Diseño del libro de

PRIMERA EDICIÓN RAYO, 2009

ISBN: 978-0-06-178014-1

09 10 11 12 13 DIX/RRD 10 9 8 7 6 5 4 3 2

$\mathscr{C}$ONTENIDO

ᑐℕTRODUCCIÓN

CON FE ES un libro escrito desde lo más profundo de mi corazón. Surgió como resultado de las lecciones más valiosas que he recibido desde que comencé a vivir una vida nueva. Aunque el aprendizaje ha sido muy extenso, decidí concentrarme en los temas sobre los que más me preguntan en todo el mundo, tanto en mis presentaciones personales como por medio del Internet. Temas que en algún momento de la vida nos llenan de inquietudes a casi todos los seres humanos. Gracias al despertar de mi conciencia he descubierto valiosas lecciones de superación personal y crecimiento espiritual para mis inquietudes. Es por eso que quiero compartirlas con ustedes.

Con este libro busco plasmar, de alguna manera, el conocimiento que me ha ayudado a desarrollar mi ser espiritual dentro de un mundo caótico y complicado como lo es el actual. Un mundo que, a pesar de todo, es maravilloso y me ha permitido descubrir la majestuosidad y la belleza de la simplicidad. Por medio de ejemplos personales ilustro las lecciones que me han ayudado a entender de una manera más profunda el significado de mi existencia en esta vida terrenal.

A través de mis vivencias describo cómo he seguido el proceso de mi crecimiento espiritual. Quizá al leer la manera en la que los obstáculos se han convertido en oportunidades, la forma en la que funciona la ley de atracción o cómo viví la pérdida de un ser amado, tú te identifiques con ese ser espiritual que todos llevamos dentro.

Con fe es un libro de autoayuda, por medio del cual quiero que el lector obtenga enseñanzas que le muestren un camino hacia la plenitud. Al asimilar las lecciones aquí plasmadas aplicadas a mi vida cotidiana intento que cada persona pueda encontrar el motor personal que lo impulse a cambiar patrones, a abrirse al mundo de las posibilidades y a encender la llama de su ser interior.

Con fe es una historia personal, un breve análisis de algunas de las situaciones que han marcado mi vida. Con fe, tanto en mí misma como en mi Ser Superior, he utilizado estas lecciones como parte de mi proceso de aprendizaje y mi desarrollo espiritual.

La fe es la luz que ilumina el camino de aquel que la posee. La fe es la creencia en algo superior a uno mismo. Con fe se debe vivir la vida para llegar a ser una persona plena. Con fe se encuentra la determinación para seguir adelante cuando se presentan obstáculos. La fe nos ayuda a creer que se puede. La fe nos ayuda a *saber* que se puede.

Con fe, determinación y perseverancia alcanzamos el éxito. La fe nos ayuda a continuar en medio de las contrariedades. Con fe, puedes generar milagros.

Así pues los invito a compartir conmigo esta jornada personal, Con Fe.

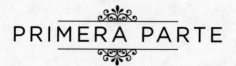

PRIMERA PARTE

La puerta a la felicidad

Capítulo Uno

Una nueva vida

MI "NUEVA VIDA" comenzó casi a los cuarenta años de edad y después de una fuerte sacudida en donde me di cuenta por primera vez de la fragilidad de la vida. Hasta ese entonces había tenido una vida interesante, profesionalmente exitosa con sus altos y bajos, más o menos estable y, en general, lo que caracterizaría como la vida típica de quien vive por vivir.

Mi infancia la pasé en la Ciudad de México, lugar en donde nací, y nunca me cambié de casa hasta que cumplí los dieciocho años de edad y repentinamente mis padres decidieron mudarse a los Estados Unidos. La transición inicial fue difícil pues había crecido muy sobreprotegida y, a pesar de mi edad, era muy inocente y sabía poco de la vida. Me casé por primera vez más bien por complacer a mi familia que por amor, aunque también porque se me habían comenzado a "alborotar las hormonas" y "debía casarme virgen". Los años transcurrieron y con ellos nuevos trabajos, nuevas ciudades, nuevos retos profesionales, dos hijos maravillosos y dos ex maridos. Viví experiencias de todo tipo, algunas de las cuales hablaré más adelante.

Pero en febrero de 2001 mi vida cambió radicalmente.

⌐ ⌐ ⌐

FUI DIAGNOSTICADA CON cáncer de seno en estado tres, es decir, avanzado. Nunca me hubiera imaginado que a los treinta y ocho años de edad iba a enfrentarme de golpe con la realidad de que mi vida podría llegar a su fin mucho antes de lo que había supuesto. Estaba atravesando un par de años difíciles, por un nuevo divorcio, un nuevo estado de "madre soltera" con dos hijos pequeños que dependían totalmente de mí y un trabajo inestable, entre otras cosas, pero me sentía llena de vida y mirándome ante el espejo me parecía estarlo. En mi familia no habíamos tenido casos de cáncer de seno así que ni remotamente podría haberme imaginado que mientras yo me preocupaba por triunfar para poder salir adelante con mis hijos, mi cuerpo estaba siendo invadido por ese tirano llamado cáncer que cada día, sin yo saberlo, me acercaba más a la muerte.

Los dos años previos a mi diagnóstico habían sido particularmente duros tanto física como emocionalmente, ya que fueron años de nuevos comienzos y los nuevos comienzos por exitantes que parezcan representan cambios. Me había divorciado del padre de mis hijos después de diez años de relación (los cuales pasaron como si hubieran sido diez minutos ¡pero debajo del agua!), y me había mudado de San Antonio, TX, a Miami, FL, con los niños en busca de una "nueva vida". Había trabajado incansablemente para podernos mantener pues mi situación económica era precaria. Estaba tan enfocada en salir adelante profesionalmente hablando que prácticamente se me había olvidado gozar la vida. A pesar de mis grandes esfuerzos para mejorar nuestra situación económica, no era fácil empezar otra vez prácticamente sin nada y con dos hijos pequeños que dependían de mí en todo sentido. En Miami no teníamos familia y estabamos empezando a conocer amigos tanto por medio de mis trabajos como por la escuela de mis hijos. A veces me sentía muy sola y agobiada por tanta responsabilidad pero estaba tranquila con mi decisión de vivir lejos de mi ex marido con mis hijos, pues es mejor estar sola que vivir con alguien y sentirse abandonada. Por eso mismo estaba totalmente enfocada en trabajar primeramente para mantener la casa, y segundo para empezar a ascender económicamente hablando pues habíamos comenzado nuestra nueva vida únicamente con lo básico.

Mi prioridad siempre han sido mis hijos y, al quedarme a cargo de su custodia, le di otro giro a mi carrera profesional y en lugar de regresar a la televisión como presentadora de noticias decidí empezar a trabajar conduciendo programas infantiles para poder pasar más tiempo con ellos. Aunque los niños iban a la escuela durante el día, cuando salían los llevaba a los estudios de grabación conmigo en donde pasábamos el resto del día. Primero hacía una pausa en mi trabajo para ayudarlos con sus tareas de la escuela y darles de comer. Después todos juntos "trabajábamos" en las grabaciones o en las ediciones del programa. Durante meses tuve la misma rutina: levantarme muy temprano, preparar el desayuno, arreglarme y alistar a los niños, llevarlos a la escuela, seguir a la productora, trabajar todo el día y volver a la casa ya entrada la noche y dicho sea de paso, agotada. Para "maximizar" mis horas de trabajo adapté una de las oficinas como cuarto de "juegos" para mis hijos, así que si llegaba la noche y yo aún no había terminado de trabajar, ellos podían recostarse en el sofá cama que les había puesto ahí. Estaba tan ocupada que sentía que no me alcanzaban las horas del día lo cual me inquietaba y me producía mucho estrés. Además de trabajar tiempo completo en la productora era madre soltera y ama de casa así que tenía que ingeniármelas como podía para cumplir con todas mis "obligaciones" cada día. Dejé de hacer las cosas que tanto me gustaban como tocar la guitarra, escribir poemas, componer canciones, leer libros, escuchar música, contemplar el paisaje y darme baños en la tina. Mi vida se había convertido en un traqueteo que no cesaba jamás. Vivía tan angustiada por ganar lo suficiente para pagar las cuentas y mejorar nuestra "calidad" de vida que no me había dado cuenta de que estaba tan ocupada "viviendo" que se me estaba olvidando vivir.

La mayoria de las personas vive tan consumida en sobrevivir que pasa el tiempo postergando su felicidad sin darse cuenta de que si uno no actúa con conciencia durante el presente, la vida pasa de largo. Mi abuelito, Papá Grande, me decía que debía tratar de vivir, disfrutar y aprender de cada etapa de mi vida para que al llegar a la vejez no me arrepintiera de lo que no había hecho, de lo que no había visto y de lo que no había disfrutado. Repentinamente me di cuenta de que quizá no llegaría a la vejez y había postergado muchas cosas en mi vida pensando que "las haría más adelante" una vez que mi situación fuera estable.

CADA SER HUMANO TIENE UN CAMINO PROPIO

La vida nos lleva por su camino que no es necesariamente el que nosotros planeamos sino el que está escrito individualmente para cada ser humano. Cuando finalmente empecé a encontrar cierta estabilidad en mi nueva ciudad, Miami, inesperadamente cancelaron mi programa de televisión y una vez más me volví a quedar sin trabajo. Esa es la vida de las personas "del medio" que tienen trabajo mientras salen los programas al aire pero una vez se cancela la temporada hay que volver a buscar. Son trabajos muy poco estables y que tienen un principio, un medio y un fin bastante predecibles. Desafortunadamente en mi caso en aquel momento, la serie se canceló de improviso en la grabación número 28 cuando el contrato era por 52 capítulos y realmente yo no estaba preparada ni económica ni mentalmente para enfrentar esa situación. Con esa noticia, lo primero que hice fue ajustar nuevamente mi presupuesto eliminando gastos "innecesarios" para hacer rendir mi presupuesto hasta que volviera a conseguir trabajo. Precisamente el día en que me encontré el tumor que resultó ser canceroso, estaba grabando un nuevo programa piloto con la esperanza de regresar a trabajar. Desafortunadamente como le sucede a tanta gente, no tenía seguro médico ni los suficientes ahorros en el banco como para poder solventar los gastos de mi enfermedad en un país en donde la medicina tiene un costo inaudito. Mi seguro médico había sido uno de mis recortes al "ajustar" mi presupuesto. Ya que estaba delgada, hacía ejercicio regularmente y conducía un programa de fútbol para niños en donde tenía que mantenerme en forma para salir al aire en shorts, lo último que me podía imaginar era que tenía cáncer. Al recibir la noticia de la gravedad de mi enfermedad entré momentáneamente en crisis y fue como si de golpe se frenara mi vida. No sólo estaba aterrada por lo que significaba la palabra cáncer, sino que sentía lo que seguramente siente toda madre al verse cara a cara con la posibilidad de la muerte: tenía pánico de dejar a mis hijos solos siendo tan pequeños. Además, el hecho de no tener los recursos económicos suficientes como para poder pagar mis tratamientos para curarme consumía mis pensamientos generándome aun más angustia.

Según un informe del Departamento del Censo de los Estados Unidos, entre 1987 y 2006 aproximadamente 47 millones de americanos carecían de seguro médico. Yo era una cifra más dentro de esa estadística. Conocí el verdadero significado de la palabra miedo: miedo a la incertidumbre, miedo a la falta de dinero, miedo a la enfermedad, miedo a la muerte.

Pero quizá, esa fuerte sacudida que recibí con la noticia de mi diagnóstico era lo que necesitaba para darme cuenta de que había caído en la grave falta de vivir por vivir.

Estaba persiguiendo las metas equivocadas. Mi supuesta

"nueva vida" de ese entonces únicamente incluía una parte de mí, la parte profesional, pero había olvidado las partes más importantes del ser humano: la personal y la espiritual. Me di cuenta de que por años había estado posponiendo el ser feliz, dedicando horas enteras a trabajar pensando en que en un "futuro", cuando mi situación económica fuera la "adecuada", encontraría la felicidad. En ese momento la felicidad estaba siempre más allá del hoy y todos mis esfuerzos se concentraban en alcanzarla sin darme cuenta de que, por aquel camino, si yo daba un paso, ella daba otro en la misma dirección. Nunca llegaba a tener lo suficiente para alcanzarla, para llegar a ese "futuro" que me había propuesto. Pero no pensaba desistir. Estaba decidida a conseguirla.

Me cayó como una cubeta de agua helada la noticia repentina que, de acuerdo a los médicos, ese futuro quizá no llegaría. Fue entonces cuando comencé a darme cuenta de que la felicidad no se debe de posponer porque no es un destino, es un trayecto y no tiene nada que ver con las cosas materiales. La felicidad es simplemente un estado mental que se puede obtener con o sin dinero y por increíble que parezca a través de mi lucha contra el cáncer he podido conocerla. Afortunadamente esa sacudida me llegó mucho antes de la muerte porque me hizo darme cuenta de que aún me quedaba mucho por hacer antes de mi partida y que lo que tenía que hacer no era un simple trabajo profesional sino una vocación de vida.

LAS VERDADERAS PRIORIDADES

Con el caos de la enfermedad aprendí a cambiar mis prioridades. Por ejemplo, antes de saber que estaba enferma por
las noches me consumía el estrés que me producía el tener
algunas deudas pequeñas que me impedían dormir tranquilamente. Increíblemente, después del cáncer y con una
deuda de más de doscientos mil dólares en cuentas médicas, empecé a dormir todas las noches a pesar de esa deuda
tan grande que había contraído a raíz de la enfermedad. Al
cambiar mis prioridades entendí que la lucha por mi vida
era más importante que la lucha con mis acreedores y que
sin salud no podría luchar contra nadie, así que mi situación financiera ya no consumía mis noches angustiosamente.

Dos días después de mis primeras intervenciones qui-
rúrgicas para extraer el cáncer, Tito, mi patólogo, llegó a
visitarme a mi habitación del hospital y me encontró llorando. Estaba muy angustiada pues unos momentos antes
la encargada de cobros del hospital me había ido a preguntar cómo y cuándo comenzaría a saldar mi deuda pues a
pesar de llevar solamente tres días internada ya ascendía a
más de $75.000. Tito se conmovió al verme y con gran tran-
quilidad me dijo: "los problemas que se pueden resolver con
dinero no son realmente problemas; los que no se pueden
resolver aunque tengas mucho dinero eso sí que lo son".

Me tomó unos instantes reflexionar acerca de esto pero
ha sido una lección invaluable en mi vida. Tenía toda la razón pues mis preocupaciones debían estar enfocadas en mi
salud y no en mis deudas. Me parece una imprudencia que

cuando una persona se encuentra internada en un hospital luchando por su vida, envíen a personas a sus cuartos para cobrarles. Estas acciones en lugar de ayudar perjudican la recuperación al aumentar el estrés del enfermo. Es muy sabido hoy en día que, tanto las enfermedades como las recuperaciones, tienen mucho que ver con nuestro estado emocional y con la energía positiva o negativa que absorbamos o sepamos generar. En mi caso particular, aunque yo sabía que la señora estaba haciendo su trabajo, me pareció totalmente imprudente su visita pues yo estaba recién operada del seno derecho, de los ganglios linfáticos y del riñon izquierdo con más de setenta puntos en tres partes de mi cuerpo y aprendiendo a lidiar con el término cáncer. En esos momentos no tenía la posibilidad de levantarme de la cama y mucho menos de ir al banco por el dinero que además no tenía, por lo cual la angustia se transformaba en lágrimas. Así que cuando Tito llegó a mi cuarto yo estaba llorando lágrimas de rabia, de impotencia y de enojo contra el sistema, contra la falta de dinero, contra la falta de seguro médico, pero sobre todo, contra el cáncer. Lloraba de desolación y me sentía infinitamente pequeña ante un problema de tal magnitud.

TRANSFORMAR LA ADVERSIDAD EN OPORTUNIDAD

A partir de ese momento decidí dedicar el tiempo necesario a mi recuperación. El cáncer no me iba a vencer y si desde "allá arriba" me daban otra oportunidad la iba a aprovechar no sólo luchando con dignidad y valentía sino buscando la razón de esta enfermedad. Ya no me preguntaría "por qué", sino, *"para qué"*.

Comencé a investigar acerca de tratamientos y terapias alternativas, cuidé mucho más mi alimentación y empecé una nueva búsqueda espiritual. Tuve la fortuna de poder trabajar esporádicamente en proyectos de producción de comerciales que me permitían pagar los gastos cotidianos. De la escuela de mis hijos recibí un apoyo incondicional ya que proporcionaron becas parciales para que pudieran seguir estudiando ahí mismo. Los maestros se volcaron en atenciones con ellos y formamos un sistema de apoyo increíble e inesperado. Mi enfermedad comenzaba a abrirme las puertas a una experiencia maravillosa: el verdadero significado del amor y la compasión del ser humano.

Tuve la fortuna de que mi abuelito se ocupara de ayudarme con los gastos básicos de nuestra vivienda para que yo enfocara mis energías en sanarme, y así comencé un gran giro en mi vida. Empecé a entender el significado real de la compasión que es simplemente otra manifestación del amor y que no tiene nada que ver con la lástima. Conocí de primera mano el amor puro y desinteresado y la bondad en la gente. Abrí los ojos del alma a las lecciones que estaba recibiendo y reconocí la diferencia entre la persona que había sido hasta ese momento y el ser humano que podría llegar a ser. Comprendí una de las lecciones más grandes que podemos aprender los seres humanos: la de transformar la adversidad en oportunidad.

Durante mi vida adulta he ido cultivando mi espiritualidad a través de los años. Con mucho trabajo interno he ido alejándome lentamente de las estrictas creencias religiosas con las que crecí y he podido descubrir poco a poco la omnipotencia del que podríamos llamar "Ser Superior", "Energía Poderosa", "Nuestro Creador," o como cada uno, dentro de la privacidad de su espiritualidad, quiera llamarlo. Me he despojado de los sentimientos de culpa y miedo que quince años de estudios en escuela de monjas depositaron en mí. Ahora sé que el verdadero Ser Superior, Dios Padre y Madre, es todo bondad, dulzura, perfección y amor infinito. Le agradezco la vida inmensamente y no le temo.

Entiendo que todos y cada uno de nosotros tenemos una misión especial en este planeta Tierra y que a cada persona, a su propio tiempo, le toca descubrirla. Yo he comenzado con la mía y estoy infinitamente agradecida por las grandiosas oportunidades de crecimiento espiritual que he recibido. Sé que en mi nueva vida no existe la palabra fracaso y vivo intensamente cada momento pues estoy consciente de que en cualquier instante se puede terminar. Una de las teorías de la nueva era dice que algunas veces a los seres humanos se nos presentan "ventanas" para cambiar de plano existencial, es decir, para morir, y que depende de nosotros el tomarlas o no. Esto quiere decir que a pesar de que existe el llamado destino, en ocasiones tenemos la capacidad de irnos (morirnos físicamente) dos o tres veces en la vida y depende de nuestra decisión (libre albedrío) el tomarlas o no. Esto tiene sentido cuando conocemos, por ejemplo, a alguien que estuvo en un accidente tan peligroso que no se puede entender cómo no se mató; o cuando después de un diagnóstico terminal el paciente inexplicablemente se sana, o cuando alguien naufraga en el mar y es encontrado después de muchos días y vive para contarlo.

En mi caso particular, dicha teoría ha resultado cierta.

Yo decidí hacer todo lo posible por vencer mi enfermedad y, afortunadamente, siete años más tarde me encuentro disfrutando de una vida mucho más plena y satisfecha sentada frente al ordenador compartiendo parte de mi historia con ustedes. Cuando me diagnosticaron el cáncer pude haberme sentido víctima y haberme dejado consumir por la enfermedad como desafortunadamente lo hacen muchas personas. Sin embargo, abruptamente me di cuenta de que aún me faltaba mucho por vivir y por hacer y que debía aferrarme a la vida y comenzar a transformarla en una nueva vida que realmente valiera la pena.

No se debe esperar a enfrentar una situación fatal para tomar conciencia del potencial tan grande y maravilloso que existe en la vida misma. Se deben de tener determinación y ganas de marcar una diferencia para cambiar y hacer de nuestra vida una que valga la pena vivir. En el momento en que morimos no es importante cuánto dinero queda en nuestra chequera. Es más, desafortunadamente mientras más quede más problemas familiares pueden suscitarse. Lo importante es lo que hicimos durante nuestra vida para dejar un mundo mejor y nuestra huella. Ese es el verdadero significado de una vida exitosa y *nunca es tarde para comenzar a vivirla*.

APRENDER A VIVIR POR UNO MISMO

Uno de los primeros pasos que di para lograr mi transformación fue el de aprender a vivir para mí y por mí, tomando decisiones propias y dejándome guiar por lo que dice la voz de mi alma y de mi corazón y no por lo que dicen los demás. Este es el primer paso en el camino para liberarse de ataduras familiares, culturales y sociales, y es el cimiento de una vida íntegra y personal. También aprendí a desarrollar y cultivar mi intuición y a reconectarme con el flujo del universo para decidir de acuerdo a mí misma el camino que debía seguir. He comprendido que los sentimientos y la razón son dos cosas totalmente diferentes y que no siempre van de la mano ya que los sentimientos fluyen del corazón y la razón de la inteligencia. Ahora sé quererme a mí misma y me he convertido en mi prioridad al comprender que por ello no soy un ser egoísta sino que estoy honrando a mi ser interior. Comprendo que de nada sirve todo lo que uno haga por los demás si se descuida a uno mismo.

En mi nueva vida he aprendido a establecer mis normas y valores de vida por convicción propia y no por lo que me hayan enseñado durante mi crecimiento, aunque al hacer esto he roto el patrón tradicional, cultural y familiar. He aprendido a poner límites y a decir que *no* si esa debe ser mi respuesta. Y lo más increíble de todo es que al hacer esto me he ganado el respeto y la admiración de quienes tanto temía me abandonaran y rechazaran dado mi cambio.

Todos podemos seguir los mismos pasos si tenemos la determinación de cambiar y mejorar nuestras vidas. La vida es un continuo proceso de aprendizaje y el tomar conciencia de empezar a vivir una nueva vida requiere mucho valor. Pero todos podemos encontrar ese valor y todos podemos comenzar una nueva vida en cualquier momento. Unicamente debemos tomar la decisión de hacerlo por convicción propia.

Cuando fui diagnosticada con cáncer la primera vez, gran parte de mi familia (padres, hermanos, tíos, abuelos) quería que me fuera a tratar la enfermedad a México. Insistían en que sería más conveniente para mí ya que los gastos médicos serían mucho menores y a ellos se les facilitaría el poderme ayudar a cuidar a mis hijos. Aunque sabía que tenían razón en cuanto a la parte financiera, no estaba de acuerdo con ellos en la parte personal. Yo sentía que era mejor tanto para mis hijos como para mí el tener cierta estabilidad dentro del caos que estábamos viviendo. Para lograrla quería mantener el mismo departamento, la misma escuela de los niños y el mismo entorno social. Así que, desafiando la autoridad de mis mayores, sin escuchar cientos de razones por las cuales mi decisión "estaba mal" y haciendo a un lado algunos "sobornos y chantajes" familiares me quedé en Miami, y con ese paso empecé mi verdadera transformación. Ahora comenzaba a vivir de acuerdo a mis principios, mi intuición y mis decisiones. No quería gastar mis pocas energías tratando de hacerlos entender lo que mi corazón quería. Nadie tenía más deseos de curarse que yo misma, y al escuchar mi voz interior comencé a vivir de acuerdo a mi nueva vida. Eso lo podemos lograr todos si aprendemos a escuchar nuestra voz interior.

El actuar o pensar de una manera diferente a la que están acostumbrados nuestros mayores es un tema complejo al que nos enfrentamos mucho, especialmente las mujeres de hoy en día que provenimos de familias y sociedades tradicionales. Por generaciones hemos sido testigos de que en nuestra cultura se respeta profundamente a los mayores y de que la palabra de los hombres del hogar, ya sean padres, abuelos, hermanos o maridos, es prácticamente la ley. Aunque se pueden aprender lecciones invaluables de todos y cada uno de ellos debemos entender que también son seres humanos con limitaciones y que también pueden estar equivocados y pueden basar sus opiniones o normas en comportamientos adquiridos a través de la familia o la sociedad. Las influencias sociales y culturales, el entorno familiar y un sinfín de factores ajenos a nosotros juegan un papel muy importante en nuestras vidas. Desde que nacemos empezamos a vivir y funcionar de acuerdo a los conocimientos que vamos adquiriendo durante nuestra infancia. Somos influenciados en la manera en que actuamos, en cómo nos comportamos e incluso en lo que pensamos por un gran número de personas que van desde nuestros padres y maestros hasta nuestros amigos y los medios de comunicación. Está comprobado que los niños absorben como las esponjas todo cuanto sucede a su alrededor. De pequeños queremos agradar a nuestros padres por lo cual nos comportamos de la manera en la que ellos quieren que lo hagamos. Tendemos a pensar como ellos, a imitarlos y, sobre todo, a hacer lo que ellos quieren que hagamos para que ellos se sientan felices y nos recompencen con su amor.

Conforme vamos creciendo y nuestro panorama mental se va ampliando, aprendemos a decidir por nosotros mismos y somos libres de hacerlo si logramos a romper con las ataduras del pasado. Tenemos la capacidad de escoger. A medida que vamos abriendo nuestra conciencia espiritual entendemos que podemos decidir si nos quedamos con todo aquello que hemos aprendido durante nuestro crecimiento o si por conciencia propia modificamos algunos de nuestros patrones, creencias o comportamientos. A esto se refiere precisamente la doctrina filosófica del libre albedrío que dice que los seres humanos tenemos el poder de elegir y tomar nuestras propias decisiones.

LA REPROGRAMACIÓN

Parte de nuestro proceso de aprendizaje consiste precisamente en diferenciar lo establecido por nuestro entorno y lo real, lo verdadero, lo que cada uno de nosotros necesita o desea. Si decidimos romper con patrones o ideas preestablecidas debemos aprender a reprogramarnos, es decir, a sustituir un patrón, comportamiento o aprendizaje previo por otro de nuestra elección. La reprogramación no siempre es fácil ya que dependiendo de la manera en la que hemos sido educados existe un grado de "culpabilidad" o "victimización" asociado a cada una de nuestras creencias. Sin embargo, la reprogramación es posible y es muy gratificante. Cuando la persona cambia por convicción propia y establece su propio sistema de valores y creencias se engrandece espiritualmente y comienza a comprender el verdadero significado de su vida. Al sensibilizarse y conectarse con su ser interior se libera de miedos y ataduras, en una palabra: *crece*. Es maravilloso ir descubriendo que como seres únicos e individuales que somos, simplemente debemos vivir a plenitud buscando nuestro bienestar y crecimiento al tiempo que vivimos en armonía con las leyes del universo.

La decisión de comenzar una nueva vida es una que eventualmente le llega a la mayoría de las personas cuando comienza a despertar su conciencia espiritual. Es como una necesidad de encontrar un sentido a nuestra existencia y, generalmente, se enfatiza cuando nos damos cuenta de que las cosas mundanas no son todo pues no nos llenan ni nos satisfacen por completo. En el momento en que decidimos dejar de intentar llenar el vacío con cosas materiales y ajenas a nosotros mismos y recurrimos a nuestro interior comenzamos a encontrar un mayor significado a nuestras vidas. Hay quienes llaman a este proceso "la crisis de la mediana edad", especialmente si este despertar ocurre alrededor de los cuarenta años de edad. No importa cómo se le llame o cómo se le catalogue pues el despertar surge en cada persona en el momento en que ella está lista para crecer y dispuesta a abrir los ojos del alma. De niños soñamos despiertos, jugamos a ser grandiosos, conquistamos montañas o planetas lejanos con nuestra imaginación, la cual no tiene límites. En esas fantasías de infancia acabamos con los seres malos o destructores, protegemos a los débiles, somos superhéroes y gozamos de una gran alegría de vivir. Durante nuestra juventud vivimos muy ocupados soñando en lo que seremos cuando logremos el "éxito". Nuestros "valores" comienzan a cambiar. Empezamos a descubrir nuestras limitaciones, nos volvemos inseguros y nuestra vida físicamente empieza a entrar en caos al iniciarse los cambios hormonales. Descubrimos una realidad diferente a la imaginada en la niñez aunque nos creemos inmortales pues tenemos toda esa vitalidad en nuestros cuerpos. Nos sentimos dueños hasta de la vida misma. Cuando nos volvemos adultos, poco a poco dejamos de soñar y de vivir a plenitud porque nos dejamos arrastrar por el mundo material. Cambiamos nuestras prioridades, vivimos muy ocupados tratando de subsistir y de obtener más logros materiales y profesionales ya que equivocadamente se nos ha hecho creer que tiene más éxito el que más posee. Por esa misma razón nos forjamos metas equivocadas, perseguimos ideales erróneos y distorsionamos nuestros valores pues han sido influenciados por una sociedad consumista. Nos alejamos de nuestro espíritu. Gran parte de los seres humanos pasa su vida adulta en la monotonía habiendo olvidado lo que es disfrutar, posponiendo el ser feliz para cuando llegue el momento perfecto: la casa perfecta, la cuenta bancaria perfecta, la "vida" perfecta. Yo lo sé, me pasó a mí: se me estaba olvidando vivir. Lo que no entendemos es que el momento perfecto no va a llegar mágicamente pues no es un destino final. *El momento perfecto lo creamos nosotros mismos cuando decidimos vivir a plenitud.*

Afortunadamente la presencia del cáncer y el susto inminente fue la sacudida que me hizo darme cuenta de que estaba desperdiciando mi vida, sobreviviendo y no viviendo. No todos debemos esperar a enfrentarnos a una situación similar para darnos cuenta del vacío de nuestra existencia. Yo tomé la decisión consciente de cambiar y he cambiado, pero así como lo hice yo lo podemos hacer todos. Actualmente mis prioridades nuevamente incluyen sueños que aún no he alcanzado y metas que aún no he conquistado. Pero ya no corro sin darme cuenta de que se me pasa el tiempo. Ahora aprecio y agradezco infinitamente cada día que vivo. Nuevamente toco la guitarra, escribo canciones y poesías, disfruto de mis baños en tina, encuentro tiempo para leer, gozo al ver la naturaleza, pinto e incluso tomo clases de baile. A pesar de tener un calendario muy ocupado siempre reservo tiempo para alimentar mi espíritu. Disfruto la salida del sol por las mañanas procuro tiempo para ir a la playa. Un día a la semana es para mí y mi familia y ese día no reviso correos electrónicos y tengo apagado el celular. Aunque sigo trabajando para vivir ya no vivo para trabajar. Disfruto plenamente mi trabajo y la satisfacción que me genera crea una sinergia maravillosa que me retroalimenta. Soy una persona feliz. Aunque tengo días difíciles y vivo situaciones estresantes sé que son parte de mi aprendizaje y los bendigo y agradezco como bendigo y agradezco los días nublados o de lluvia. Sin las nubes y sin el agua que cae de ellas los campos no serían tan verdes y fértiles y en tierras áridas no crecen los frutos. Sin mis problemas, mi vida no sería tan plena. No pierdo en vano ni un segundo de mi existencia pues soy consciente de la fragilidad de la vida. Hace un tiempo decidí vivir una nueva vida y ha sido la mejor decisión que he tomado.

Aprendo todos los días, disfruto todos los días y lo más importante de todo, *agradezco* todos los días por el privilegio de existir. Así como yo comencé a vivir mi nueva vida casi a los cuarenta años de edad, tú puedes despertar a ese maravilloso ser luminoso que llevas dentro y comenzar a vivir a plenitud a cualquier edad. *Nunca es tarde para empezar.*

$\mathscr{C}$APÍTULO DOS

Perseverancia y determinación

CUANDO PRESENTO MIS conferencias frecuentemente me encuentro con gente haciéndome la misma pregunta: ¿Cómo se alcanza el éxito? Y mi respuesta es: por medio de la perseverancia y la determinación.

El éxito no es un destino final sino muchas paradas a lo largo del camino. El verdadero éxito se alcanza cuando la persona es un ser humano completo, digno y capaz de dejar una huella en su paso por esta vida terrenal.

Lograr las metas que uno se va proponiendo es un proceso en donde el esfuerzo, la constancia y la dedicación juegan un papel primordial. La *perseverancia* es, de acuerdo al diccionario de la Real Academia Española, el mantenerse constante en la prosecución de lo comenzado. Es decir, el mantener la mente firme en conseguir lo deseado encontrando la manera de insistir hasta lograrlo. Por otra parte, la *determinación* es la fuerza interna que impulsa a la persona a conseguir sus metas. Ambas cualidades van de la mano y se apoyan en otros valores tales como la paciencia, la tolerancia, la osadía y la valentía.

Después de casi un año de lucha contra el cáncer se acercaban las fiestas navideñas. Yo deseaba compartir esos días tan especiales con mis hijitos. Habían sufrido tanto ese año conmigo que quería de alguna manera hacerlos olvidar todos esos meses de angustia, dolor y sufrimiento y que disfrutaran al máximo unos días de felicidad, alegría y tranquilidad. Como estaba comenzando una nueva vida quería estar alejada de la palabra cáncer. Afortunadamente ese año los niños pasarían conmigo las fiestas navideñas ya que desde el divorcio las pasaban un año conmigo y uno con su padre. Mi situación financiera era bastante precaria pues todos mis ahorros y mis tarjetas de crédito se habían ido en esa lucha por la salud y estábamos prácticamente viviendo al día. Mi ex marido (el padre de mis hijos) constantemente fallaba en pagarme la cuota mínima que había ordenado el juez en nuestro divorcio y solamente se ponía al día cuando pensaba que lo acusaría legalmente. Utilizaba el pretexto de que "aún no tenía trabajo" para no cumplir con sus obligaciones financieras (que tampoco hubieran hecho una gran diferencia pues estaba estipulado que me diera $400 al mes por ambos niños). Pero su pretexto era muy conveniente para él pues aun sin trabajo se las arreglaba para pagar $800 al mes por su camioneta de lujo, aunque para los niños no tenía dinero. Como yo ya estaba muy ocupada en luchar por seguir viviendo realmente no quería gastar energía en discutir ni en pelear con él pues no era beneficioso para mi salud. Había comprendido que las peleas, las discuciones y los malos ratos por cuestiones materiales no valían realmente la pena ni eran dignas de mi tiempo. Yo sabía que mientras tuviera un techo mis hijos también lo tendrían y mientras tuviera salud ni techo ni comida nos faltaría. Estaba tomando conciencia del mal que el estrés genera en el cuerpo así que prefería evitarlo.

NECESIDAD PERSONAL VS. DESEOS FAMILIARES

Como era de esperar, mi familia quería que pasáramos las fiestas navideñas con ellos en México pues tenían ganas de compartir tiempo con nosotros. Aunque estaba muy agradecida por eso, yo sentía la necesidad de estar a solas con mis hijos y en un lugar lejos de todos. Quería reconectarme con ellos como una mamá sana que podía caminar normalmente, jugar, llevarlos a la playa, ir de compras, salir de fiestas, en fin, compartir como lo hicimos durante todos los años antes de la enfermedad. Como realmente no tenía dinero para gastar en unas vacaciones, hablé con mi abuelito, Papá Grande, y con toda honestidad le expliqué mis sentimientos tratando de no herir los suyos. A pesar de que desde que habían nacido mis hijos había compartido con ellos casi todas las navidades, en ese momento necesitaba ese espacio y ese tiempo a solas con mis hijos. Le hice ver que los niños y yo queríamos pasar esa época juntos pero alejados de todo lo que pudiera recordarnos mi lucha contra el cáncer pues había sido una etapa muy difícil. Una vez más me salía de las normas tradicionales de mi familia en donde "se asumía" que los niños y yo pasaríamos esas fiestas con ellos. Ahí fue cuando nuevamente mi abuelito me dio una lección de amor incondicional y desapego al entender, aceptar y apoyar mi decisión de pasarla lejos y sola con mis hijos. Aunque me dijo que tanto él como mi abuela "esperaban" que los niños y yo estuviéramos con ellos para la cena de navidad, entendía mi decisión. Además, en uno de sus típicos gestos de generosidad me dijo que su regalo navideño sería el comprarme los pasajes de avión para que los tres pudiéramos viajar a Marbella, España, lugar a donde yo los quería llevar. Me hacía ilusión el viaje a Marbella porque justamente ahí había celebrado las fiestas anteriores a mi diagnóstico y quería sentir como si nada hubiera cambiado ahora que finalmente no había más quimioterapias, ni radiaciones, ni chequeos de sangre cada tercer día. Tal y como el año anterior, tuve la fortuna de que un amigo me prestara su apartamento ubicado justamente en el centro de la ciudad y a dos cuadras de la playa. Como ya conocía ese rumbo, me entusiasmaba compartir ese lugar con mis hijos. El apartamento tenía una sola habitación y un salón grande en donde había un sofá cama, pero desde que llegamos dormíamos los tres juntos en el cuarto principal en donde la cama era enorme. Además, como buen departamento de soltero, la habitación tenía una inmensa tina redonda la cual yo llenaba de burbujas y rodeaba de velas y los niños disfrutaban en ella diariamente. Desde las ventanas del salón se podía apreciar la puesta del sol sobre el mar Mediterráneo y me llenaba de ilusión el sentirme tan viva y agradecía infinitamente esa nueva oportunidad de vivir.

En la ciudad de Marbella tenía algunos amigos y conocidos que se empeñaron en hacernos disfrutar nuestra estancia al máximo. Mis hijos pasaron días felices jugando con sus nuevos amigos. Era maravilloso estar rodeados de un grupo de gente diferente y totalmente alejada de la palabra cáncer. Además, en ese viaje conocí a Manolo y supe con certeza que el amor existía aun después del cáncer pues fue justamente él quien se encargó de devolverme la ilusión de sentirme nuevamente mujer un tiempo más adelante. Esas vacaciones fueron maravillosas y como sucede con todos los viajes, me dieron la oportunidad de poner mi situación en otro contexto y de analizarla desde un punto de vista diferente. También me dieron la fuerza que necesitaba para regresar nuevamente a Miami a reincorporarme a la vida profesional y social y a empezar con ganas a vivir más plenamente mi nueva vida.

REINCORPORACIÓN A LA VIDA LABORAL

Cuando me reincorporé al trabajo ya había reorganizado mis prioridades y aunque necesitaba cubrir los gastos mínimos de manutención de mi hogar, había decidido dedicar parte de mi tiempo a terminar de escribir mi primer libro *Una etapa difícil, mi lucha contra el cáncer*, pues sentía que al compartir mi historia quizá pudiera dar esperanza o alumbrar el camino de alguien que pasara por una situación similar a la mía. Sabía que a través del libro y la edición del documental que grabé durante mi proceso de recuperación, estaría devolviendo al universo algo en agradecimiento a lo mucho que yo recibí moralmente durante mi tiempo de lucha. Empecé a entender el "para qué" del proceso que me había tocado vivir.

Como periodista, me sentía con la responsabilidad de escribir al respecto ya que durante mi diagnóstico busqué incansablemente información que se ajustara a mi caso y lo que obtenía era información técnica. Sentía la necesidad de encontrarme con alguien que pensara como yo, que se sintiera como yo y que estuviera pasando por una situación similar a la que yo estaba atravesando. Quería saber que no estaba sola, que no era la única que se enfrentaba a ese problema y necesitaba un ejemplo de alguien con quien yo me pudiera identificar. Sin embargo, todo lo que encontraba eran estadísticas, tratamientos e investigaciones científicas, nada que me hiciera sentir especial. Por esa razón decidí que el comienzo de mi nueva vida estaría enfocado a ayudar por medio de mi vivencia ofreciendo algo que yo no había encontrado pero que ahora yo podía dar. Sentía que como ser humano tenía la necesidad moral de contribuir, a mi manera, a aminorar el sufrimiento de quienes pasaran por lo mismo que yo había atravesado o que sufrieran cualquier tipo de adversidad y, especialmente, de aquellos que no corrieran con mi misma suerte. En ese entonces comencé a visualizar mi libro publicado y a muchas personas leyéndolo y sintiéndose identificadas conmigo. Sin embargo, no tenía conocimiento del proceso tradicional necesario para publicar un libro. Pensé que sería fácil conseguir que alguna casa editorial estuviera interesada en el mismo pues después de haber hecho mucha investigación sabía que no había publicaciones de ese estilo en español en los Estados Unidos e, ingenuamente, pensé que era por falta de escritores. De acuerdo a la Asociación Americana contra el Cáncer, cada año un promedio de 250.000 mujeres somos diagnosticadas con cáncer de seno en los Estados Unidos, y alrededor de 2.000 hombres. Esas cifras me parecían tan elevadas que debían despertar el interés de alguna casa editorial como para publicar libros al respecto, pero nunca me imaginé la cantidad de negativas que recibiría después de presentar mi manuscrito terminado. "No creemos que haya un mercado lo suficientemente grande para que valga la pena publicarlo", "No es un tema por el que la gente se preocupe", "No pensamos que sea de interés general pues afecta a una cantidad mínima de individuos", fueron algunas de las respuestas que recibí de diversas casas editoriales y que aún conservo como recordatorio de que la perseverancia paga.

Yo estaba decidida a publicar mi libro y con mucha determinación, perseverancia y paciencia un par de años más tarde finalmente pude lograrlo. Durante los primeros días después de mi diagnóstico mi sed y mis ansias de saber que era posible curarse de la enfermedad me habían llevado a buscar y buscar testimonios de personas que hubieran pasado por lo mismo. Lo que había conseguido era en inglés y aunque podía leerlo la diferencia cultural era palpable y no terminaban de llenarme. Por eso mismo como yo había vivido en carne propia esa necesidad de conocimiento a nivel personal sabía que había en el mundo muchas personas en una búsqueda como la mía y que yo podía ayudar. Cuando fui diagnosticada tuve esas ansias de saber y sentir que no era la única persona en el planeta que atravesaba por una situación tan difícil siendo madre soltera, temporalmente desempleada y sin cobertura médica en un país que no era el mío y sin mi familia cerca. Yo sabía que así como yo, había miles de personas en busca de una esperanza y tenía la convicción de que mi libro podría proporcionarla. Esa determinación fue la que me llevó a no darme por vencida ante tantas negativas editoriales.

EL RECHAZO COMO INCENTIVO PARA ALCANZAR LA META

Con las primeras cartas de rechazo me entró una profunda tristeza pues no podía creer que se viera a mi libro simplemente como un producto que no representaría grandes ganancias económicas a las casas editoriales. Me costaba trabajo comprender que los editores no entendieran que más que un libro lucrativo, mi libro era una herramienta para dar luz y esperanza en las horas más oscuras e inciertas que puede vivir un ser humano. No me resignaba a aceptar que su publicación se redujera a una cuestión de dinero. Pero después de la cuarta carta de rechazo que recibí, recordé la dedicatoria que puse cuando saqué al mercado mi primer disco de rap cuando no había mujeres raperas (sí, también en eso incursioné). Parte de la dedicatoria decía: "gracias a los que creyeron en mí, pero sobre todo gracias a los que no lo hicieron pues su duda me hizo luchar con más fuerza". Después de veinte años ese volvía a convertirse en mi lema pues no me iba a dar por vencida hasta lograr la publicación de mi libro. Recordé constantemente que el desaliento es el enemigo de la perseverancia, así que decidí no desanimarme con las cartas de rechazo sino que, por el contrario, cada carta que recibiera me iba a servir de combustible para encender mi motor interno e impulsarme a buscar con más fuerza.

Cuando se desea obtener algo se debe de desarrollar un plan de acción y comenzar a seguirlo. Primeramente se debe analizar el objetivo o meta final y, en seguida, comenzar a establecer pequeñas metas más realistas. A pesar de que debe existir una meta final, es importante que en todo proyecto existan pequeñas metas intermedias. Con cada pequeña meta conquistada, la persona se siente más tranquila y segura de lograr el éxito que desea. Cuando el objetivo final no se logra inmediatamente, las pequeñas metas sirven de recordatorio y de aliento de que existen recompensas a lo largo del camino.

Una imagen que yo recuerdo frecuentemente cuando me propongo alcanzar nuevas metas es la de la diosa de la mitología griega Artemisa (hermana gemela del dios Apolo), quien como parte de su indumentaria tiene un arco y una flecha que le fueron dados desde su infancia. Artemisa utiliza estos instrumentos como los talismanes que la ayudan a enfocar sus pensamientos, deseos e intensiones para alcanzar lo que se propone. Nunca utiliza ni el arco ni la flecha para dispararle a nadie, sino que los lleva como arquetipos para "flechar" sus deseos o metas. De la misma manera en que Artemisa utiliza sus instrumentos, yo hago una imagen mental de mi meta y concentro mis energías para tratar de alcanzarla como la flecha alcanzaría el blanco. Asi es como cada persona puede imaginar su meta con su arco y su flecha para conquistarla.

En este caso, mi plan de acción respecto a conseguir la publicación de mi primer libro tenía ya un principio que era tener escrito el libro, y un final que era publicarlo. Los pasos intermedios eran conseguir una casa editorial, buscar un agente que se interesara por promoverlo o conseguir un socio capitalista que creyera en mi visión e invirtiera en producir una cantidad limitada de ejemplares para comenzar a venderlos por nuestra cuenta. Esta última opción tenía como propósito demostrarles a las casas editoriales que sí existia un mercado para el libro pues yo sabía que podría comenzar a venderlo aunque fuera poco a poco a través de mi página de Internet y en mis presentaciones personales.

Como pasaban los meses y seguía recibiendo cartas de rechazo y no conseguía un agente literario, decidí llevar a cabo mi tercera opción, pero en lugar de conseguir a un socio capitalista decidí invertir las ganancias que había obtenido del contrato de unos comerciales de televisión que había producido. Con ese dinero imprimí una edición limitada. Recordé algo que había aprendido desde joven: nadie cree en tus sueños con tanta fuerza como puedes creer tú misma en ellos. Por mucho interés que otra persona tenga en tus proyectos, nadie tiene más interés que tú mismo y nadie tiene más empeño en que tus cosas salgan bien que tú mismo. Habiendo analizado la situación, decidí apoyar yo misma mi sueño y convertir mi libro en una realidad siguiendo lo que mi abuelo decía sabiamente, "cuesta dinero ganar dinero".

Una vez que el libro estuvo impreso, tracé otro plan de acción pues nuevamente tenía otra meta que cumplir. Ahora debía hacerlo llegar a quienes lo necesitaban, así que con la ayuda de mis amigos y colegas hicimos un lanzamiento a los medios de comunicación a nivel nacional para darlo a conocer. Así fue como comenzó una nueva faceta en mi vida: autora.

Aunque más adelante en otro capítulo voy a profundizar en la ley de atracción, considero necesario hablar brevemente al respecto en éste momento. La frecuencia energética y vibratoria en la que funcionamos atrae (como un imán) frecuencias energéticas y vibratorias similares. Esto es, en pocas palabras, lo que significa la ley de atracción. Con la publicación y el lanzamiento del libro habíamos comenzado a generar una sinergia de apoyo y comprensión hacia el cáncer de seno. Es decir, en ese momento mi frecuencia energética y vibratoria generaba apoyo para el cáncer de seno por lo cual atraía hacia mí oportunidades relacionadas a ese tema (aunque no surgían inmediatamente pues como lo he mencionado anteriormente el universo trabaja en su propio tiempo y no necesariamente en el que nosotros queremos).

COMIENZAN A ABRIRSE CAMINOS

Casi un año más tarde mientras estaba trabajando en la preproducción de un programa de televisión, recibí la llamada de una chica con la que había trabajado durante el lanzamiento de mi libro. Ella había comenzado a trabajar para una agencia de relaciones públicas que pensaba lanzar una campaña de concientización del cáncer de seno para uno de sus clientes. Al relacionar mi historia, mi libro y mi video con la campaña, me pidió concertar una cita conmigo y con los directores de su agencia para explorar las posibilidades de una colaboración. Ella sabía de las ganas tan grandes y mi necesidad de difundir el mensaje de esperanza contra el cáncer pues en más de una ocasión lo habíamos hablado. Mi emoción al escuchar sus palabras fue indescriptible. Durante meses había intentado que alguien entendiera la importancia de ese tema aparentemente sin éxito alguno y en ese momento aparecía como por arte de magia la oportunidad.

Así es precisamente como funciona la ley de atracción, pues mi frecuencia vibratoria y energética emitía la necesidad de utilizar mis conocimientos de esa manera y la oportunidad se me estaba presentando. Dándole muchas gracias por haber pensado en mí para ese proyecto y agradeciéndole también al universo por alinear la situación para que sucediera, concertamos una cita. Después de varias reuniones y entrevistas, unas semanas más tarde estaba volando a Detroit, Michigan, a la casa matriz de la compañía Ford Motor Company para finalizar los detalles de mi primera campaña de prevención y concientización del cáncer de seno. En definitiva, Ford me había ofrecido ser la vocera nacional hispana de dicha campaña. Mi ilusión y alegría eran insuperables pues sabía que con su apoyo podríamos realmente comenzar a marcar una diferencia en cuanto a la aceptación de la enfermedad en nuestra comunidad. Teniendo ese contrato firmado sabía que finalmente iba a ser escuchada por alguna de las casas editoriales que me habían negado su apoyo anteriormente pues ahora yo tenía un papel que les garantizaría ingresos seguros por la publicación de mi libro.

La perseverancia y la determinación llevan al éxito. De hecho, son las cualidades que marcan la diferencia entre el fracaso y el éxito. Si yo hubiera dejado el manuscrito de mi libro guardado en el ordenador o en los estantes de mi casa debido a las negativas para su publicación, no hubiera recibido gran parte de las bendiciones de mi vida. Bendiciones que en la actualidad ocupan la mayor parte de mi tiempo. Gracias a no haberme dado por vencida cuando tanta gente me dijo "no", puedo decir honestamente hoy en día que, dentro de mis posibilidades, estoy dejando mi huella a mi paso por el planeta. Mi contribución me llena de satisfacción y me ayuda a vivir una existencia más plena.

❦ ❦ ❦

EL CONTROVERSIAL SACERDOTE católico Walter Elliot decía que "la perseverancia no es una carrera larga sino una serie de carreras una tras otra" y con mi ejemplo doy validez a su frase. Pero la perseverancia es un valor del que se habla incluso desde los tiempos del imperio grecoromano. El mismo Plutarco, historiador, ensayista y biógrafo que exploró las personalidades y las vidas de los hombres famosos dijo: "La perseverancia es invencible. Es por ello que el tiempo, en su acción, destruye y derriba toda potencia". (*Vidas paralelas* es una de sus grandes obras).

Las personas exitosas no se dan por vencidas cuando quieren conseguir un objetivo. Basan su determinación para lograrlo en la perseverancia. Y en ese esfuerzo por cristalizar sus deseos, desarrollan talentos únicos que los enriquecen espiritualmente. Crean su propia sinergía.

Cuando una persona es perseverante aprende a desarrollar la paciencia, la constancia, la firmeza, la persistencia y la tenacidad. Cuando una persona tiene la determinación de lograr su meta, desarrolla la valentía frente a lo inesperado, la voluntad de conseguir algo, la tenacidad para alcanzarlo y la decisión de lograrlo, forjando así un carácter más fuerte. La persona que tiene determinación se enfoca en aprender de sus errores, en modificar su comportamiento y en resolver los contratiempos encontrados volviéndose más eficiente. Una persona decidida es una persona que inspira. El magnate hotelero Conrad Hilton dijo: "El éxito parece estar conectado con la acción. Los hombres exitosos se mantienen activos. Aunque cometen errores, no se dan por vencidos". Hilton fundó la primera cadena de hoteles enlistada en la bolsa de Nueva York, pero por muchos años soñó con ser el dueño del hotel Waldorf Astoria ubicado precisamente en Nueva York y que era considerado el mejor hotel del mundo en ese entonces. Su anhelo era tal, que durante años cargó una fotografía del hotel en su billetera hasta que por medio de la perseverancia y la determinación en 1949 lo compró.

Para obtener los resultados deseados, es de vital importancia trazar un plan de acción y seguirlo de la mejor manera posible, entendiendo que debe existir flexibilidad ante los imprevistos.

El plan de acción:

Comienza con una idea generada en la mente (en mi caso era escribir un libro).

Continua con una materialización (del concepto de un libro surge el manuscrito).

De ahí se procede a la canalización (el manuscrito se debe publicar y distribuir)

Termina con la meta realizada (es decir, el libro publicado siendo leído por una persona que lo necesite).

Es importante recordar que el principio y el fin de la idea son las bases fundamentales, pero el camino recorrido para su logro no es ni sencillo, ni fácil, ni rápido. Por eso es importante encontrar y celebrar cada paso del proceso ya que esa misma celebración sirve de impulso para continuar cuando surgen contratiempos.

La obtención de la meta final no es siempre lo más importante, ya que al obtener resultados pequeños poco a poco se va fortificando el ideal. "Muchos poquitos suman un mucho", ya lo dice el refrán. Y cuando finalmente se obtiene el mucho con agradecimiento y júbilo se vuelve a empezar con otra meta diferente. Cada meta realizada es un aliciente para el alma.

Y para finalizar este tema quiero hacerte una simple pregunta, pero quiero que reflexiones sobre ella antes de contestarla: ¿Qué es más fuerte, las piedras de un río o el agua de su caudal?

Espero que me hayas hecho caso y hayas pensado un momento antes de responder. Ahora, después de tener tu respuesta, lee lo siguiente: el agua es más fuerte. ¿Por qué? Pues aunque las piedras están formadas de un material sólido, es el agua la que mantiene el curso del río y no lo hace a través de la fuerza ni de la rigidez sino que lo hace a través de la perseverancia. De la misma manera debemos actuar al tratar de conseguir nuestras metas pues la perseverancia y la determinación son las que conducen al éxito

$\mathscr{C}$APÍTULO TRES

Nuevos obstáculos

POR DEFINICIÓN, UN obstáculo es un impedimento, algo que obstruye el paso o el camino. Al hablar de los obstáculos en la vida nos referimos a alguna dificultad o inconveniente, a todo aquello que surge de manera imprevista y que causa un contratiempo. Al presentarse un obstáculo es necesario detenerse y pensar de qué manera se debe de actuar para seguir en la lucha por obtener el resultado deseado. Los obstáculos son modificadores de actitudes, de decisiones y de acciones, pero no deben hacernos desistir de nuestras metas. Al presentarse un obstáculo surge una disyuntiva: o se desiste del plan u objetivo inicial o se encuentra la manera de superarlo, derribarlo, saltarlo y seguir adelante para continuar buscando el objetivo inicial. La actitud de las personas que prosperan y triunfan es la de enfrentar los obstáculos y no permitir que interfieran con la meta. Es muy importante entender que los seres humanos somos seres cambiantes. Nuestros cuerpos físicos cambian con la edad como lo hacen nuestras actitudes, creencias y metas. Por lo tanto, cuando un obstáculo grande se presenta, la persona debe tener la capacidad de analizar si el obstáculo es realmente un impedimento o una oportunidad. El universo es magnífico, maravilloso e infinitamente sabio y para ayudarnos nos presenta pruebas para que aprendamos a crecer. Esas pruebas en muchas ocasiones vienen disfrazadas de obstáculos.

LOS OBSTÁCULOS COMO OPORTUNIDADES DE CRECIMIENTO

Ya habían pasado dos años y medio desde que había comenzado mi lucha contra el cáncer y aunque seguía con un tratamiento de pastillas que tenía algunos efectos secundarios mínimos, me sentía muy bien y feliz por el cambio espiritual que estaba viviendo. Comenzaba a darme cuenta de la labor que podía hacer en mi nuevo papel de "sobreviviente" y portavoz de la esperanza, y con cada conferencia o presentación de mi libro enriquecía mi vida espiritual. Había descubierto que no hay nada más gratificante que dar lo que uno posee innatamente y que al dar desinteresadamente y con sentimientos verdaderos se crea una sinergia retroalimentadora que engrandece el espíritu. También empezaba a darme cuenta por experiencia propia de que las relaciones humanas basadas en el amor y la compasión son los cimientos más poderosos de una vida plena y gratificante.

Económicamente mi situación era más estable pues había aprendido a organizar mis finanzas de tal manera que los niños y yo vivíamos más cómodamente al mismo tiempo que pagaba parte de mi deuda médica. Durante ese tiempo había tenido un par de romances que me habían ayudado a mejorar mi autoestima y a integrarme nuevamente a la vida social. Romances bonitos pero sin mayor trascendencia (y desde luego que sin el conocimiento de mis hijos que aún eran pequeños y no los quería involucrar). Por otra parte Manolo y yo habíamos desarrollado una relación amorosa muy civilizada. Nos veíamos tres o cuatro veces al año y disfrutábamos cada momento en que estábamos juntos sabiendo las limitaciones del tiempo. Ya fuera que él me visitara en Miami, que yo fuera a Marbella o que viajáramos a Marruecos o a algún otro lugar, llevábamos dos años de un "noviazgo" maravilloso (a intervalos) en donde el pilar de nuestra relación era simplemente el amor. Aunque la distancia física era un factor considerable, a mi me encantaba poder compartir con él así fueran breves períodos de tiempo. Me gustaba mucho ese acuerdo pues era firme e intenso, pero libre. Varias de mis amigas que no entendían nuestra relación me aconsejaban terminarla pues ellas sí veían el océano Atlántico (¡que cubre el 22 por ciento de la superficie de la Tierra!) como un obstáculo enorme para que el romance floreciera. Yo, sin embargo, lo veía más bien como una oportunidad más en la vida, tanto para viajar más a menudo como para vivir y disfrutar de momentos maravillosos cada vez que nos veíamos. Aunque podría ser difícil de entender para quienes sienten un fuerte apego por la persona amada, las relaciones a larga distancia tienen sus ventajas pero depende de cada persona el hacerlas funcionar o no. En nuestro caso habíamos decidido intentarlo.

El tiempo que pasábamos juntos lo disfrutábamos como si nunca hubiésemos estado separados, a pesar de que cuando nos despedíamos decidíamos de mutuo acuerdo que cada quien viviría su vida. Una de las principales lecciones que he aprendido de esa relación es la del desapego afectivo. Para nosotros dos la distancia no ha sido un obstáculo sino, por el contrario, una oportunidad para seguir amando de lejos, para disfrutar momentos genuinos y bellos y para apreciar la compañía y presencia del otro cuando está cerca.

La persona que aprende a derribar o a esquivar obstáculos para que no le impidan lograr su meta, es aquella que hace lo que su corazón le dicta y escucha la voz de su alma. La voz interior de cada ser humano le habla sólo a esa persona. No habla por los demás, no cuenta de los demás, no se mete con los demás. Es una voz individual y única. Quien escucha su alma, vive su propia vida y no la de alguien más.

Las relaciones de pareja son como lo dice su nombre, de "par", y mientras el par esté de acuerdo con sus decisiones no debe importar lo que opinen los demás. Como es natural cuando Manolo y yo estamos físicamente separados durante varios meses disminuye la intensidad de la llama, a final de cuentas tenemos un cuerpo humano. Pero afortunadamente hasta el momento de escribir este libro, siempre se ha vuelto a encender con toda fuerza cada vez que volvemos a encontrarnos. Ese es un verdadero amor.

Durante una de las épocas "del bajón de la llama" como le digo yo, conocí a Jorge, un reconocido actor argentino

que se había mudado a vivir en mi edificio causando re-
vuelo entre los empleados del mismo dada su popularidad.
Siendo vecinos de puerta con puerta nos veíamos frecuentemente y poco a poco comenzamos una relación amistosa.
Unos meses más tarde decidimos unir esfuerzos profesionales y mi casa productora tomó el control de su programa de
televisión con el fin de mejorar sus valores de producción a
cambio de un porcentaje por las ventas. Al cabo del tiempo
nos asociamos aún más y alquilamos un local más grande
para instalar ambas empresas bajo un mismo techo. A nivel
personal habíamos desarrollado un gran cariño y pasábamos mucho tiempo juntos. Jorge era todo un caballero y
aunque era tan alto, tan apuesto y tan fuerte aparentemente,
su corazón parecía el de un niño. Mis hijos llegaron a to-
marle mucho cariño y como vivíamos puerta con puerta
nunca se imaginaron que había nada más que una buena
relación de amistad entre nosotros. A él le encantaba sor-
prendernos con comidas preparadas por él mismo, las cuales compartíamos generalmente en mi casa. Recuerdo que
en una ocasión tenía que ir a recoger a Tommy a su clase de
guitarra. Cuando veníamos en el coche me llamó por teléfono Izzy quien se había quedado en la casa con Adela, la
señora que me ayudaba con ellos después de la escuela. Me
pidió que por favor la llamara antes de subir al departamento porque me iba a dar una sorpresa. Seguí sus instruc-
ciones pensando que me iría a bailar o cantar como lo hacía
frecuentemente pero al entrar a la casa la encontramos her-
mosamente iluminada con una gran cantidad de velas y con
una mesa con el mantel largo puesto y llena de platillos ex-
quisitos preparados por Jorge y ella. ¡Una bella sorpresa!

A Jorge le gustaba mucho compartir su tiempo con nosotros. A veces se nos aparecía en la playa y casi todas las tardes que los niños regresaban de la escuela jugaba con ellos en la piscina. Cuando tenía algo que celebrar nos invitaba a cenar a algún restaurante que generalmente mis hijos elegían. Así poco a poco comenzamos a integrarnos mutuamente en nuestros círculos de amistades. Todo ese tiempo compartido y ese cariño generado nos llevó a que sin haberlo planeado un día cruzáramos las líneas de la amistad y el profesionalismo a un nivel más íntimo. Cuando eso sucedió acordamos "negarlo públicamente por el bien de la empresa (y quizá nuestra reputación)", pero seguimos compartiendo. Me sentía muy contenta y agradecida pues me daba cuenta de que la vida me sonreía nuevamente. Me sentía segura de mí misma y capaz de volver a conquistar al mundo.

LOS "PEÑASCOS" DEL CAMINO

Aunque físicamente me sentía bien, no faltaba a ninguna de mis visitas de rutina a los médicos para mis revisiones periódicas. Me preocupaba un poco el hecho de que había seguido subiendo de peso a pesar de que caminaba dos millas diarias, practicaba natación tres veces por semana y mi dieta, si bien no era muy estricta, era muy sana. El peso en sí nunca había sido un factor angustiante en mi vida, pero me molestaba el hecho de que mi ropa me quedara cada vez más ajustada. Además, había notado que me costaba un poco de trabajo respirar cuando practicaba deporte. Debido a mi historial clínico adelanté mi visita trimestral con mi oncóloga quien al escuchar mis síntomas me ordenó una serie de exámenes complejos y muy costosos. Yo seguía sin tener seguro médico así que nuevamente comenzaron mis preocupaciones económicas, pero esa vez con la certeza de que lograría obtener ayuda financiera por medio de alguna institución. Ya había recorrido ese camino anteriormente y tenía muchos más conocimientos al respecto.

Me hice la primera serie de exámenes y regresé a ver a mi oncóloga para que me diera los resultados. Fui sola a la consulta pues pensaba que me ordenaría unas vitaminas, un poco de reposo y un cambio de dieta. Pensé que con mi afán de "recuperar el tiempo perdido" quizá estaba haciendo demasiadas cosas. Después de leer sus notas cuidadosamente más de una vez, como queriendo asegurarse de lo que leía, me miró directamente a los ojos y me dijo: "Lo siento mucho Mayte, ahora tienes un tumor en el pulmón derecho". "¿Un tumor?", pregunté incrédula. "Un tumor, y lo primero que debemos averiguar es si es canceroso o no pues de eso depende el tratamiento que vas a seguir".

No lo podía creer pues pensaba que mi lucha contra el cáncer había quedado atrás. Había comenzado a vivir una vida nueva, tenía nuevos proyectos e ilusiones, había redescubierto el amor, estaba encontrando estabilidad económica y hacía todo lo que los médicos me indicaban, ¿cómo era posible que otra vez "algo maligno" estuviera dentro de mí? Mis ojos se nublaron y no pude evitar que las lágrimas rodaran por mis mejillas. Nuevamente me encontraba con un obstáculo en mi vida que en lugar de una simple piedra en mi camino parecía más bien un peñasco. Existía la posibilidad del cáncer.

Otra vez comenzaron los días de angustia en medio de exámenes, trámites legales para obtener ayuda financiera y espera de los resultados. Finalmente dos semanas más tarde me llamó Tito, mi patólogo, con los resultados. Me informó que de acuerdo a los estudios realizados el tumor era canceroso pero no se sabía si era una metástasis o un cáncer primario y eso se descubriría durante la operación, la cual era absolutamente necesaria. Una vez más ese sentimiento paralizador llamado miedo rondaba en mi vida. Lloré nuevamente de impotencia y de enojo ante la noticia.

Me sentía sola, desprotegida y vulnerable. Tenía miedo de ese futuro incierto y de lo que podría venir con la operación y después de la misma, ya que cáncer en el pulmón no era una cosa sencilla. Sentía como si alguien se empeñara en ponerle frenazos a mi vida para impedirme continuar. Cuando me repuse de la noticia después de haberla compartido dolorosamente con Jorge, mis hijos y la gente de mi casa productora, me armé de valor y llamé por teléfono a mi abuelito para informarle el diagnóstico. Con un gran desconsuelo en su voz me dijo: "Caramba, ¡esa enfermedad no la deja en paz! No le queda más remedio que volver a pelear con todas sus fuerzas. Éste es un obstáculo más en su vida pero en lugar de matarla la va a hacer más fuerte". Papá Grande tenía razón, no podía dejarme derrotar por un tirano llamado cáncer. Con fe, dignidad y valentía lucharía una vez más hasta donde me fuera físicamente posible.

Cuando una persona padece una enfermedad y tiene que luchar por su vida, la lucha es parte de su proceso de aprendizaje. Pero el aprendizaje no es sólo para el enfermo sino también para quienes comparten con él esos momentos difíciles y dolorosos. A las personas no les gusta sufrir ni ver sufrir a sus seres queridos. Por eso mismo, el compartir el dolor y ser testigo del mismo se convierte en aprendizaje. Cualidades como la compasión, el amor desinteresado, el apoyo moral, la humildad, la entrega, la bondad y la valentía son algunas de las que más se desarrollan durante las situaciones dolorosas. Y son precisamente esas cualidades las que enriquecen la vida de las personas.

EL TRABAJO DE EQUIPO

A pesar de que con el diagnóstico de un nuevo tumor se me derrumbaban un sin fin de ilusiones, proyectos, sueños e ideales, sabía que no podía dejarme vencer porque de lo contrario tenía perdida la batalla incluso antes de comenzarla. La lucha contra el cáncer (o contra cualquier enfermedad) es un trabajo de equipo. Los obstáculos físicos y emocionales se superan más fácilmente cuando uno está rodeado de amor, cariño y apoyo. Sé que hay muchas personas autosuficientes, especialmente en los Estados Unidos, y muchas personas solas. También sé que hay muchas personas a quienes no les gusta pedir ayuda. Antes de la enfermedad yo me creía autosuficiente e independiente, pero aprendí a ser humilde y a pedir y a recibir ayuda con los brazos abiertos. Una de las lecciones de humildad más bonitas que se puede aprender durante el proceso de aprendizaje es la de reconocer que somos seres vulnerables y que a pesar de la fortaleza que podamos aparentar necesitamos apoyo. Dentro de todos y cada uno de nosotros existe un niño que desea sentirse protegido, cuidado y querido. Cuando nuestros cuerpos están debilitados por alguna enfermedad es muy importante entender que el hecho de buscar ayuda y recibirla engrandece nuestro espíritu. La mayoría de las personas prefiere dar que recibir porque cuando una persona da siente que está "en control" y se siente más poderosa. En cambio cuando una persona pide y recibe, conoce la humildad, expone su fragilidad y al hacerlo engrandece su alma. En los momentos vulnerables de la vida, cuando ésta presenta obstáculos y debilita, es mejor aprender a recibir que negarse a recibir ayuda. Es importante evitar sentimientos como el orgullo y la pretensión que no llevan a nada bueno y pueden perjudicar.

Tradicionalmente hablando la mujer es la que cuida, protege, entrega y nutre especialmente a su familia y a sus hijos. Pero cuando ella se enferma debe entender que es un ser humano con un cuerpo físico que requiere atención y cuidados. Uno de los problemas a los que se enfrenta la sociedad en la que vivimos es que en determinado momento se le dio a la mujer (especialmente a la mujer hispana) el papel de víctima. Por esta razón las mujeres anteponen el bienestar, la comodidad y las "necesidades" de sus hijos, padres y seres queridos al de ellas mismas haciendo que en repetidas ocasiones no se atiendan las enfermedades a tiempo.

Según la Sociedad Americana contra el Cáncer el número de mujeres hispanas con cáncer de seno es menor que el de las mujeres de raza blanca o negra radicadas en los Estados Unidos. Sin embargo, desafortunadamente, la mujer hispana es la que tiene el índice más alto de mortalidad debido tanto a la falta de información como a la búsqueda de atención médica tardía. Cuando se presenta una enfermedad las prioridades de nuestras vidas deben ser reajustadas. Aprender a pedir ayuda y apoyo y recibirlos con amor y agradecimiento es particularmente importante. Las energías fluyen, y cuando una persona da y da pero cierra su canal de recibir, crea un bloqueo energético en ella misma. Como dato interesante, la filosofía de la diosa egipcia Hathor enfatiza la importancia de recibir con gracia y agradecimiento como paso esencial para el crecimiento del alma. Hathor representa a la madre en todos los aspectos de la vida en el universo. Y los egipcios desde tiempos ancestrales entendían y respetaban la importancia del cuidado y la salud de todas las mujeres.

LA SABIDURÍA DEL CUERPO HUMANO

Sin duda alguna la operación del pulmón ha sido la más difícil que he tenido en toda mi vida pues las secuelas han sido muy fuertes y dolorosas. Como los pulmones son los órganos más grandes del cuerpo humano y los que realizan la función vital de la respiración, se encuentran muy bien protegidos por la caja torácica. Para poder llegar hasta ellos los cirujanos deben manipular el tórax, es decir, cortar o abrir las costillas. Por eso mismo el dolor que se siente después de una operación de pulmón es sumamente fuerte. Para que yo pudiera volver a respirar tuve que estar conectada a un respirador artificial por algunos días mientras mis pulmones entendían lo que era volver a realizar su función ahora que le faltaba una parte a uno de ellos. Pero la sabiduría infinita del cuerpo humano tiene la maravillosa cualidad de regeneración y me ha permitido seguir viviendo a pesar de tantas operaciones y de todo lo que me han quitado. Por eso mismo me gusta decir que yo sí tengo un cuerpo perfecto ya que aunque no cumpla los estereotipos de las modelos de la televisión o las revistas, mi cuerpo es un templo sagrado capaz de seguir dándome vida.

A pesar de lo dolorosa de la situación, en esos momentos estaba decidida a que un tumor no sería un obstáculo que me impidiera desistir de mi esfuerzo por seguir viviendo, pues empezaba a recoger los frutos de la labor de mi nueva vida. Entre otras cosas, cada día recibía muestras de lo que mi trabajo en pro de la concientización de la enfermedad estaba empezando a hacer y no me iba a dar por vencida. Aunque mi cuerpo físico estaba sufriendo una vez más, mi mente y mi corazón estaban totalmente lúcidos y yo seguía tras mis ideales. Ya lo decía el gran filósofo griego Platón: "la verdadera conquista del ser humano es con su mente", y mientras mi mente esté lúcida continuaré viviendo plenamente.

Aunque las enfermedades en primera instancia puedan parecer obstáculos, en realidad son oportunidades de crecimiento. El estar enfermo no es un "castigo de Dios" ni mucho menos, sino una oportunidad para sanar no solamente el cuerpo sino también el espíritu y el alma. Además, no me canso de recalcar que las lecciones aprendidas durante un proceso de enfermedad no son simplemente para el enfermo, sino también para quienes comparten los momentos de dolor y sufrimiento con él. Lecciones de amor desinteresado, compasión, humildad, honestidad y apreciación se aprenden cada día a través de la lucha por la vida.

EL SUFRIMIENTO COMO
ELEMENTO PURIFICADOR

De acuerdo a la filosofía budista el ser humano purifica su espíritu por medio del sufrimiento. Al asimilar este concepto he podido comprender más fácilmente uno de los "para qué" del sufrimiento tan grande que causa el cáncer. No me refiero únicamente al sufrimiento físico sino también al mental y al emocional. Al comprenderlo me doy cuenta del crecimiento espiritual que ha tenido lugar en mí gracias al sufrimiento ocasionado por la enfermedad.

Otras teorías de la nueva era se refieren a las enfermedades como oportunidades cósmicas para el progreso espiritual de las personas. De acuerdo al karma, a la ley de causa y efecto, o de acción y reacción, o de consecuencia y retribución, cuando una persona aprende a ver a las enfermedades como experiencias de reflexión, se libera y crece espiritualmente. No hay dos enfermedades iguales porque no hay dos seres humanos iguales. Aunque las enfermedades se manifiesten con los mismos síntomas o dolencias, los tratamientos reaccionan de diferente manera para cada persona. Por esta razón es sumamente importante entender que los tratamientos de las enfermedades son personalizados y deben ser adaptados a la situación única de cada paciente. Cada día son más los estudios que validan la relación entre la mente, el cuerpo y el espíritu. Y poco a poco se va entendiendo y aceptando que las enfermedades son en parte reflejo de nuestras actitudes y emociones. Aunque vivimos en un mundo muy marcado por las "normas" sociales, es de vital importancia que aprendamos a combinar e integrar la medicina tradicional con la medicina alternativa. En las épocas remotas de los grandes pensadores griegos se hablaba de la gran diferencia entre la sabiduría y la inteligencia. Platón, Sócrates y Aristóteles, entre otros, enfatizaban que el aprender no es necesariamente el saber. Durante esas épocas se enseñaba a pensar y a conectarse con la sabiduría interior para comprender la razón de la vida. De esa manera se daban cuenta de que las enfermedades también podían producirse como reacciones físicas a estados mentales o emocionales. Desafortunadamente, con el paso del tiempo, la población empezó a preocuparse más por la inteligencia que por la sabiduría, alejándose así de la unión fundamental entre nuestro cuerpo y nuestro espíritu. En la actualidad las teorías de la nueva era también hablan de las enfermedades como procesos karmáticos de regeneración y purificación del espíritu. No importa de qué manera se vea la enfermedad, lo importante es que una vez que se presenta se luche valientemente utilizando todos los recursos al alcance de uno para superarla. No tema integrar la medicina tradicional y la alternativa, añadiendo, desde luego, una actitud positiva ante la situación. Con fe, los resultados serán diferentes. Con fe, las energías se transforman. Con fe, se puede encontrar la conexión fundamental entre el cuerpo, la mente y el espíritu. Con fe en uno mismo los obstáculos se transforman en posibilidades.

LA IMPORTANCIA DE REMOVER
LOS OBSTÁCULOS

La importancia de remover los obstáculos para el mejoramiento de la vida es tan fuerte que prácticamente todas las doctrinas religiosas tienen a un representante como intermediario entre el ser humano y el todopoderoso. Por ejemplo, dentro del cristianismo se conoce al arcángel Camael como el maestro que remueve los obstáculos de los hombres para que estos puedan llevar a cabo la voluntad divina. Su nombre significa fuerza y heroísmo y es considerado el protector de la especie viva del universo. Dentro del hinduismo, Ganesha es el dios que remueve los obstáculos. Cuenta con un lazo y una pica como símbolos de su poder benevolente para, por medio de su infinita sabiduría, poder remover los obstáculos de las personas que lo invocan ayudándolos a conseguir lo que anhelan sin tanta dificultad.

Sentimientos como el miedo, la culpa, el resentimiento, los celos, la preocupación y la timidez son algunos de los obstáculos que con mayor frecuencia interfieren en el camino para lograr las metas. Se debe tener en cuenta que el miedo es una reacción de supervivencia del cuerpo ante una amenaza inmediata. Es una función de protección ante una situación nueva y es una emoción que se manifiesta en el cuerpo a través de cambios fisiológicos. Es un obstáculo que, de no ser enfrentado, puede causar serios trastornos tanto físicos como emocionales. El miedo se puede manifestar en cualquier situación y momento de la vida y puede ser un sentimiento diferente ante una situación opuesta. Se puede sentir miedo al fracaso así como miedo al éxito. También se puede presentar el miedo a la soledad o a la compañía, a la vejez o a la juventud, al conocimiento o a la incertidumbre. Por esto mismo es que el miedo es uno de los mayores obstáculos a vencer por las personas, ya que lo único que hace ese sentimiento es paralizar la acción como reacción. La mejor manera de superar el obstáculo del miedo es enfrentándolo consciente y directamente, como decimos en mi pueblo: "agarrando al toro por los cuernos".

Se dice comúnmente que la mitad del triunfo de cualquier batalla consiste en entender al enemigo. Los obstáculos son los enemigos de la plenitud, la prosperidad y el éxito. Son aquellas trabas que dificultan el camino con la intención clara de desviar la meta fijada. Como lo decía el pionero de la industria automotriz Henry Ford: "los obstáculos son esas cosas espantosas que uno ve cuando aparta los ojos de su meta".

El ser humano es más fuerte que cualquier obstáculo por el simple hecho de saber transformarlo en oportunidad. Los obstáculos no son impedimentos sino oportunidades para nuestra evolución.

CAPÍTULO CUATRO

Transformaciones
energéticas

COMO MENCIONÉ ANTERIORMENTE, poco a poco me he ido alejando de la religiosidad con la que crecí dentro de una familia católica tradicional y me he acercado más a una doctrina más espiritual. El temor y el miedo que me inculcaron las monjas de la escuela a la que asistí desde el preescolar hasta el bachillerato ante el posible "descontento" de Dios por mi "mal comportamiento" en la escuela o en mi casa se ha transformado y ya no existe dentro de mí. Ahora sé que el Ser Superior, mi Dios Padre y Madre creador del universo es una energía pura, sabia y benévola. No es un "dios" que espera pacientemente que me equivoque para sancionarme sino que, por el contrario, es un amor tan grande, puro e infinito que me ofrece oportunidades de crecimiento y evolución en cada momento.

He aprendido a vivir mi vida siguiendo lo que dicta mi corazón y no lo que dicen quienes quieren controlarnos inculcando entre los más débiles el temor y el miedo. Entiendo mi búsqueda del camino espiritual así como la describe el gran maestro, el Dalai Lama: "practicando el afecto, la honradez, la disciplina y la inteligencia, guiadas correctamente por una buena motivación". Creo en las cualidades elementales, buenas e innatas de los seres humanos y para mí ese es mi camino espiritual. Enriquezco mi espíritu a través de la integración de mi cuerpo, mi mente, mis emociones y mi alma. Escucho música que me lleva a alcanzar estados de paz absoluta y que me ayuda a integrar hasta las células mismas como parte básica del componente de mi cuerpo humano. Me deleito al gozar de la naturaleza y me maravillo al admirar su grandeza incluso en los pequeños detalles de la vida cotidiana. Honro a mi Ser Superior, a mi Dios Padre y Madre y a todos aquellos grandes maestros que han enriquecido mi vida. Personalmente no necesito acudir a una iglesia para estar en comunicación con mi Ser Superior. Necesito encontrar momentos de calma y quietud para entablar una verdadera conexión. Puedo acercarme a esa energía creadora maravillosa de igual manera dentro de un templo que a la orilla del mar o en mi propia casa, y no paso la misa obligatoria de los domingos distraída viendo lo que se pone cada persona ni fijándome en quien va con quien como lo hacía antes. Al haber sido educada en una escuela de monjas las misas eran obligatorias todos los miércoles, los primeros viernes de cada mes y desde luego los domingos. La entrega de calificaciones, la llegada de la primavera e incluso las ceremonias de principio y fin de curso así como los inicios y términos de las vacaciones estaban marcadas por las famosas misas a las que todas las alumnas debíamos acudir. Yo participaba en el coro de la iglesia e incluso aprendí a tocar la guitarra para tener algo mejor que hacer que pasar la vida hincada en el banco de madera escuchando hablar al sacerdote. Los largos sermones a mi corta edad me parecían tediosos y un tanto aburridos y no me gustaba tener que "pedir perdón" constantemente por faltas que incluso yo misma desconocía haber cometido. Se nos enseñaba a repetir oraciones como castigo, es decir, cuando hacíamos ruido en la clase o no cumplíamos con la tarea teníamos que rezar el rosario varias veces. Se nos educaba para "aceptar" la palabra de los sacerdotes como si fuera la palabra divina y no se nos permitía cuestionar nada que no tuviera una explicación coherente pues se trataba de un "acto de fe". Me costó trabajo liberarme del miedo y la culpabilidad que me generaba el tratar de entender la creación del universo o la existencia de un dios todopoderoso bueno y protector poseedor de un amor incondicional ante la humanidad. Pero una vez que conocí el sentimiento de amor puro ante ese maravilloso Ser Superior entendí que no necesitaba alabarlo en un templo de una "iglesia" con la que no me identificaba ni delante de otras personas, sino prestarle devoción simplemente en la calma y la quietud de mi alma.

LA ESPIRITUALIDAD

La palabra espiritualidad proviene del latín *spiritus* que significa respiro o aliento de vida. Los antiguos griegos lo llamaban *pneuma* y los hebreos *ruah*. En la tradición hindú se conoce como *panayana*. Pero cualquiera que sea el nombre que se le da, la palabra tiene el mismo significado. Espiritualidad es la unión del espíritu que se alberga dentro del cuerpo humano con la energía universal. Por lo tanto, el crecimiento espiritual ocurre cuando aprendemos a expandir nuestra mente consciente a la mente inconsciente y encontrar la sabiduría dentro del corazón. La conexión debe estar aunada al poder divino, a la fuente creadora del universo, a la energía infinita, al Ser Supremo, a Dios. Cuando llegamos a alcanzar esa unión podemos transformar nuestras energías de una manera positiva y sanadora dando lugar a los milagros.

Afortunadamente cada día hay más y más personas que desean saber y conocer más acerca de sus orígenes internos, de su alma, de su espíritu, de su esencia. Cada día más seres humanos buscan encontrar la manera de poder regresar al estado de paz y plenitud que quizá tuvieron cuando eran muy pequeños, cuando sus vidas aún no habían sido influenciadas por nada ni nadie. Cuando el ser humano nace es un ser perfecto aun dentro de sus limitaciones de espacio y de tiempo. Inclusive quienes nacen con alguna limitación física son seres perfectos que vienen a cumplir una función evolutiva específica, tanto para ellos mismos como para quienes tocan sus vidas. Con el pasar de los años y con las experiencias vividas comienza un alejamiento entre lo que es real y lo que la vida cotidiana nos va mostrando. Ahí es cuando comienza la confusión con el verdadero significado de nuestra existencia y de la misión específica que cada ser humano tiene. Al involucrarnos en un mundo consumista se comienza a olvidar el hecho de que la base fundamental del ser humano es la energía pura, la energía universal, el espíritu, y no el cuerpo físico. El día en que partimos de esta vida terrenal el cuerpo queda por un tiempo mientras llega su transformación, pero el espíritu sale libre y viaja a reencontrarse con la luz divina como parte fundamental de esa energía universal. Es importante entender el papel básico de nuestro cuerpo físico que, visto de una manera muy elemental, es simplemente la vestimenta utilizada en nuestro paso por el planeta tierra.

La manera en la que llegamos a este mundo es la manera perfecta para nuestra misión. Los cambios y las cirugías cosméticas son decisiones personales basadas en la influencia social, no en las necesidades espirituales. Es importante enseñar a nuestros hijos a quererse y aceptarse como son encontrando lo positivo en su apariencia física. Ya lo dice el dicho que "la belleza radica en el ojo de quien la mira," y en realidad es así. En los Estados Unidos se generan presiones muy fuertes que influyen la vida de nuestros adolecentes, especialmente mujeres, para tener un "cuerpo perfecto". Desafortunadamente esa "perfección" está basada equivocadamente en el consumismo material. En Mauritania, por ejemplo, las mujeres más bellas son aquellas que tienen varias libras de más y que sus figuras están redondeadas. Mientras más rellenitas más bellas y desde pequeñas se les enseña a sentirse orgullosas de sus curvas. Aunque no exalto la gordura en nuestra cultura más que nada por las posibles enfermedades como consecuencia de los malos hábitos alimenticios, sí apoyo y encuentro la belleza en cada cuerpo físico por distinto que sea. Así como apreciamos que las rosas son bellas, las margaritas, las hortensias e incluso los bambús, de la misma manera debemos aceptar que cada ser humano es una creación única y excepcional y que cada persona es una representación de la divinidad. El universo en su infinita sabiduría es capaz de producir la unión de un cuerpo con un alma para su crecimiento espiritual. Cuando se llega a entender el concepto de que el cuerpo humano es la vestimenta durante su tiempo de permanencia en la tierra, se puede vivir de una manera más tranquila aceptándose tal y como se es. Se debe cuidar el mantenimiento del cuerpo humano pues es nuestro instrumento de vida terrenal, pero se debe enfatizar el cuidado espiritual que es lo que realmente nos proporciona la energía vital.

La fuente principal de energía de nuestro planeta Tierra es el sol. De acuerdo a la física cuántica, la fuente principal de nuestra alma es la energía universal o divina y esta energía se encuentra alineada a la estrella Sirius. Sirius es el astro más brillante que se ve a simple vista en nuestro cielo y que ha tenido gran importancia en diversas civilizaciones. En tiempos remotos fue utilizada como referencia calendárica por los egipcios cuando aparecía poco antes de la salida del sol ya que era indicación del principio de la inundación del valle del río Nilo. Dada su relevancia a través de la historia, en la actualidad se le atribuyen alineaciones energéticas con los habitantes de nuestro planeta.

La física cuántica es una de las ramas de la investigación científica más moderna, que ha sido desarrollada con el propósito principal de entender la naturaleza de la realidad física. Entre sus principales investigaciones se encuentra la de la existencia de partículas subatómicas que se manifiestan como energía o electromagnetismo. Por medio de su estudio se ha demostrado que nuestros cuerpos físicos no son simplemente masas sólidas sino un conjunto ambulante de energía regeneradora. Esto es de vital importancia para comprender que nuestros cuerpos van más allá de lo físico.

Para no entrar en detalles científicos complicados me voy a limitar a escribir este capítulo basado únicamente en mi experiencia personal desde el punto de vista de la mayor transformación energética que he experimentado por mí misma hasta el momento de escribir este libro. Me interesa compartir con palabras uno de los mayores aprendizajes de mi vida con el simple propósito de dar a conocer la existencia de las transformaciones energéticas dentro del cuerpo humano. No intento convencer a nadie de mi experiencia personal sino compartir desde mi punto de vista uno de los "milagros" más maravillosos que he presenciado.

ENFOCAR EL TIEMPO Y LA ENERGÍA EN ENCONTRAR SOLUCIONES

Los días que siguieron a la confirmación de mi diagnóstico de la presencia de un tumor canceroso en mi pulmón derecho fueron caóticos y nuevamente llenos de incertidumbre. A pesar de que intentaba no pensar mucho en ello, el hacer las gestiones para someterme a una nueva intervención quirúrgica me producía mucha tensión. Limité las llamadas que recibía de amigos pues no quería seguir repitiendo la misma historia una y otra vez. Quería enfocar mi tiempo y energía en la solución del probleman y no en convertirme en una víctima. Uno de esos días me llamó por teléfono mi amiga Frances quien me sugirió presentarme a un lama tibetano que estaría de paso por Miami. Ella pensaba que el conocerlo y charlar con él quizá sirviera para darme fuerza espiritual. Frances sabía que durante un tiempo había estado estudiando la filosofía budista como parte de mi crecimiento espiritual. La idea me entusiasmó bastante y pensé que sería una experiencia especial.

A los pocos días acudí a su casa la noche convenida y me presentó al Lama Tulku Karma Gyurnme Sonam Rimpoche, a quien llamaré simplemente Tulku para facilitar la lectura. Tulku era un hombre de estatura baja, delgado y con los rasgos típicos de los orientales tibetanos. Desde que lo saludé pude percibir una fuerte sensación de paz y tranquilidad a nuestro alrededor. Era como si la serenidad emanara de su cuerpo y me envolviera en una burbuja transparente con una energía relajante indescriptible. Al poco rato de la presentación formal me invitó a pasar con él al jardín de la casa, en donde nos sentamos frente a frente debajo de un árbol. Era una noche cálida pero no con ese calor agobiante de Miami en el verano, sino más bien una noche con una brisa agradable que nos permitía estar cómodamente sentados disfrutando de un momento que me parecía mágico. Al principio ambos guardamos silencio y mientras él tomaba su maala (algo así como el rosario budista) y comenzaba a recitar unos mantras (plegarias) levantando la mirada al cielo, yo lo observaba atentamente escuchando cada sonido del medio ambiente. Al poco tiempo comencé a sentir una sensación de tranquilidad y confianza absoluta que me gustaba.

Tulku seguía orando y ocasionalmente movía la cabeza como afirmando. Tenía los ojos cerrados y yo simplemente lo miraba. Repentinamente comenzó a hablarme de cosas que parecía escuchar del infinito. Me dijo que sentía una situación muy difícil alrededor mío pero que al final de todo no iba a ser tan grave como parecía. Me pidió que no tratara de entender mentalmente la razón de mi recaída, sino que más bien buscara cómo esa situación podría engrandecer mi vida. Me dio aliento, me dijo que luchara, y sobre todo, que tuviera confianza tanto en mí misma como en el universo cuya sabiduría eterna e infinita tenía un propósito único para mí. Me tomó las manos y simplemente con su roce comencé a sentir una sensación de paz absoluta que me transportó a otro nivel. Me sentía tranquila, confiada, segura de mí misma y de las circunstancias a mi alrededor. De pronto creía nuevamente en la vida, me llenaba de fe y esperanza. Comencé a estar absolutamente agradecida y ese sentimiento de gratitud invadió cada célula de mi cuerpo y cada energía de mi alma y en ese momento de una manera indescriptible sentí que comenzó una regeneración física dentro de mi cuerpo.

Respiré profudamente varias veces siguiendo sus indicaciones y empezó a mostrarme algunos ejercicios de respiración que me ayudarían a entrar a un estado de mayor paz y tranquilidad aun cuando no estuviera a su lado. Entré en ese estado de relajación que necesitaba y que me permitió invocar y atraer la luz del universo como un rayo dorado que entraba desde la parte superior de mi cabeza y que iluminaba cada parte de mi cuerpo por dentro. Me sentía feliz, tranquila y en paz de una manera indescriptible, por primera vez en mucho tiempo me sentí como una parte integral del universo, algo realmente difícil de explicar con palabras. Era como si yo misma fuera parte del todo.

Así pasé un tiempo aunque nunca sentí el tiempo pasar. Después de lo que más tarde supe había sido una hora, guiada por su voz tenue me incorporé nuevamente a mi estado normal y poco a poco fui reconociendo mi cuerpo nuevamente. Desperté de ese estado como de un sueño y me sentía como envuelta en una burbuja de paz. Estaba llena de vida y dispuesta a enfrentar cualquier obstáculo que se me presentara en el camino. Estaba realmente feliz, viviendo a plenitud ese momento. Un poco después entramos nuevamente a la casa de Frances y nos reincorporamos al resto de sus invitados. Antes de marcharse, Tulku se ofreció a hacerme una ceremonia de sanación unos días más tarde. La ceremonia sería en el lugar en donde se encontraba hospedado, más o menos a dos horas de la ciudad de Miami. Halagada por la invitación acepté inmediatamente su ofrecimiento el cual consideré un privilegio. Para la ceremonia debía llevar conmigo algunos encargos: telas de siete colores, velas, una vara recién cortada de un árbol, avena, colorante artificial rojo, flores y frutas frescas. Aunque yo no sabía exactamente en qué consistiría la ceremonia, Tulku me había dicho que era de sanación y en ese momento me estaba aferrando a cualquier posibilidad de ayuda tanto espiritual, emocional, científica o alternativa.

Jorge me había acompañado esa noche a casa de Frances y, al igual que yo, también estaba muy asombrado con los sentimientos de paz y tranquilidad que se percibían al estar cerca de Tulku. Al salir de casa de Frances esa noche entendí claramente que para mí la religión es como un puente hacia la espiritualidad. Al subirme a ese puente permitiendo que mi corazón y mi alma guíen mi ruta, encuentro las respuestas a las preguntas más básicas acerca de mi existencia. Siguiendo esta teoría he descubierto que es muy importante que durante mi jornada no permita que otras personas con diferentes opiniones influyan en mi camino. Cada persona debe vivir su vida basándose en lo que dice su alma y su corazón, no en lo que escuchan sus oídos. Entre la verdad absoluta y la mente existe un gran trayecto que en ocasiones se desvía. Todos los seres humanos tenemos un ser interior que posee el conocimiento verdadero y universal y el cual podemos escuchar cuando aprendemos a oírlo. Al entender el significado de la espiritualidad sabemos que hemos llegado a ese lugar en donde integramos la combinación de amor y apreciación por la vida, el cultivo de los valores personales y la relación entre el ser humano y el infinito.

CEREMONIA BUDISTA DE SANACIÓN

Unos días más tarde, como habíamos acordado, llegamos Jorge y yo a mi sesión sanadora con Tulku. Después de los saludos tradicionales y de quitarnos los zapatos como símbolo de respeto a su hogar, nos indicó que nos sentáramos en el piso, justamente frente a él. En el cuarto nada más había un pequeño tapete persa en el piso, un par de cojines de seda y un altar con la foto del maestro Buda frente al cual colocamos las frutas y las flores que yo había llevado. El aroma de incienso era penetrante y observé en silencio cada rincón de la habitación. Tulku se marchó a la cocina con el resto de los materiales que le entregué y nos dejó a solas por unos quince minutos. En la habitación había un silencio absoluto hasta que regresó, en ese momento hizo sonar unas campanas, tocó con un pequeño tambor repitiendo algunas palabras en sánscrito (la lengua de los Vedas) y se sentó frente a mí en un pequeño trono ligeramente elevado del piso. Con mucha devoción comenzó a orar leyendo de un pequeño libro rectangular que sostenía entre sus manos y que también estaba escrito en sánscrito. Por momentos cantaba, después recitaba mantras o repetía plegarias y continuaba con la lectura. En todo momento se podía percibir una gran devoción y un gran respeto.

Después de un rato de repetir lo mismo, hizo una pausa por un momento para explicarme que, de acuerdo a sus creencias religiosas, las palabras que repetía en sánscrito emiten una frecuencia vibratoria que las convierte en parte de la totalidad del universo. Cuando a esas palabras se une el esfuerzo de miles de personas que repiten lo mismo en diversas partes del mundo, obtienen una fuerza multiplicada. Me pidió que a mi modo intentara repetir lo que él decía para que por medio de la frecuencia vibratoria emitida intensificara la energía de mí ser. Intenté repetir de la mejor manera posible. Al principio estaba muy consciente de mi acento esforzándome mucho en hacerlo bien pero poco a poco me fui sintiendo con más confianza y simplemente me dejé llevar. Después de un rato de participación comencé a sentirme verdaderamente integrada a ese "algo" que yo sentía como la energía universal. Estaba viviendo algo verdaderamente diferente e indescriptible que al permitirme gozarlo me hacía sentir un ser pleno, capaz de entablar una comunicación energética con el universo.

Con mucha fe comencé a pedirle a mi Ser Superior, Dios Padre y Madre, que me guiara en ese nuevo peregrinaje y que iluminara tanto mi camino como el de aquellos que lo recorrerían conmigo. Entendí que con fe tanto en mí misma como en el Ser Supremo y en la vida enfrentaría esa nueva lucha con la certeza de que lo haría de la manera que debía de ser. En esos momentos me sentía profundamente agradecida de todo lo que estaba sintiendo pues era una experiencia única e inigualable que me hubiera gustado mantener por mucho tiempo más. Durante la ceremonia me desconecté de mi realidad olvidándome de mis preocupaciones, permitiéndome simplemente ser, sentir y vivir.

La ceremonia tuvo una duración aproximada de tres horas, tiempo durante el cual sentí una transformación muy palpable tanto a nivel espiritual como a nivel físico. Fue un tiempo mágico que podría describir como una de las sensaciones más bellas y sutiles de paz y serenidad que he experimentado. La fe y la tranquilidad invadieron mi cuerpo sacando el miedo desde lo más profundo de mi ser y trasportándome a un lugar de calma absoluta. Entré en un contacto muy profundo, especial y único con la energía creadora del universo y me sentía sumamente feliz y agradecida. En ese momento, dentro de ese estado de paz, comprendí que el proceso de mi curación iba a ser, además de una nueva enseñanza, una purificación fuerte tanto para mi cuerpo como para mi espíritu.

La ceremonia terminó y físicamente me sentía diferente. Estaba cansada pero al mismo tiempo feliz y tranquila. Volví a mi casa extenuada a tal grado que tuve que reposar por el resto del día pues me sentía casi como si hubiera hecho ejercicio durante varias horas. Más adelante comprendí que, en efecto, había estado haciendo ejercicio, pero no a un nivel físico, sino energético. Ese día comenzó mi verdadera transformación energética.

APERTURA HACIA LA TRANSFORMACIÓN

Mientras llegaba el día de mi operación pasaban los días en medio de la espera de la aprobación de la ayuda financiera. Curiosamente ya no estaba nerviosa ni asustada como estuve cuando primero recibí la noticia. Tenía una fe absoluta y una verdadera certeza de que todo en esta vida tiene una razón de ser y aunque aún no entendía cuál era la razón en ese momento sentía que eventualmente lo sabría.

Haciendo todo lo posible para fortalecer mi cuerpo y prepararme para la operación, acepté el ofrecimiento de un gran amigo mío, Carlos, quien era profesor de natación y quiso entrenarme una hora al día como preparación para el quirófano. Quería que fortificara mis pulmones antes de que me quitaran una parte de uno de ellos pues mientras más fuertes estuvieran mejor resistirían la adaptación a su nuevo tamaño. Sin dudar ni un momento en aceptar, nos pusimos a trabajar nadando y haciendo ejercicios de respiración debajo del agua prácticamente a diario.

Durante esos mismos días de espera y también por medio de Frances, conocí a otro ser extraordinario que también se ha convertido en parte integral de mi recorrido espiritual. Se llama Juan, y es un chamán oriundo de Argentina. La palabra chamán proviene del vocablo Shah-man que se originó en la tribu de los Tungus de la Estepa Siberiana. Con esta palabra se describía a aquel ser humano que por medio de su preparación, sabiduría y conocimiento establecía la conexión entre el mundo físico y el mundo de los espíritus. Los chamanes eran conocidos por ayudar a guiar a las almas desencarnadas hacia la luz de la eternidad. A través de la historia y particularmente en ciertas tribus indígenas, los chamanes han sido identificados como los brujos, magos, hechiceros, médiums y videntes e, incluso, durante una época pertenecieron a la casta sacerdotal.

En la actualidad, el chamán es un ser evolucionado que tiene la capacidad de estar en el mundo físico y espiritual gracias a su elevado estado de conciencia. Al alcanzar dicho estado, puede transformar su conocimiento y aplicarlo en el mundo físico. Los chamanes utilizan diferentes instrumentos para llevar a cabo sus terapias sanadoras tales como los tambores, la música y los talismanes. Contrario a Tulku, mi lama tibetano, Juan es un hombre mayor, muy alto y delgado, con una extraordinaria sonrisa y una mirada dulce pero penetrante. A pesar de su edad sigue siendo muy apuesto. Me imagino que en su juventud habrá rotos varios corazones. Desde el primer momento en que lo conocí me inspiró confianza y sentí en él autoridad, quizá por su sencillez y su pelo canoso. En medio de mi entusiasmo por aprender de todo aquello que estimule mi crecimiento espiritual decidí acudir a una serie de charlas que impartía en su casa. En ellas hablaba de la importancia del desarrollo y cultivo de la energía individual de los seres humanos para el bienestar de cada uno de nosotros y como parte integral del bienestar universal. Además, en cada clase nos enseñaba algunos ejercicios para activar nuestros chakras o fuentes de energía. Los conceptos que nos enseñaba me parecían muy lógicos y simples aunque hasta ese momento realmente nunca los había puesto en práctica.

Una noche, al terminar la clase, Juan me pidió que me quedara a conversar con él acerca de lo que estaba pasando conmigo pues se había enterado de "algo" por medio de Frances. Le conté detalladamente la situación y el diagnóstico. Me escuchó con gran interés y compasión y se ofreció a hacerme una ceremonia chamánica de sanación. Aunque hasta ese momento no sabía exactamente en qué consistía, me entusiasmó la idea de seguirme sanando, en esa ocasión con la ayuda de un chamán. Me di cuenta de que de una manera u otra todos los seres humanos perseguimos el mismo fin. La única diferencia es cómo llegamos a éste, es decir, el camino que seguimos.

Casi al final de nuestra charla Juan me expresó uno de los conceptos más interesantes, inteligentes y sensatos que he escuchado en mi vida: "Al tener el tumor de cáncer, el mal ya se ha manifestado en tu cuerpo, es decir, hay una masa deformatoria. Lo que debemos hacer es mover tu energía para transformar ese cáncer de algo maligno a algo benigno. Para eso debemos alinear tu energía con la Luz

Divina". Aunque de momento no entendí muy bien lo que me estaba explicando, me sentía totalmente abierta y receptiva a toda clase de ideas, opciones y experimentos tanto científicos como alternativos con tal de recuperar mi salud. Siempre y cuando no perjudicaran a nadie y quizá pudieran beneficiarme, estaba dispuesta a intentar lo que me sugerían. Después de agradecerle sinceramente su interés en mi salud, fijamos una fecha para la ceremonia. Lo único que Juan me pidió fue que me asegurara de que mis hijos estuvieran fuera de mi casa por varias horas mientras ejercía la ceremonia pues no debíamos ser interrumpidos. Además, insistió en que después de la ceremonia tuviera tiempo para descansar plenamente ya que acabaría muy cansada. Inmediatamente comencé a hacer los preparativos con mucha ilusión ya que sentía que la ayuda de Juan complementaría la ayuda de Tulku.

CEREMONIA CHAMÁNICA DE SANACIÓN

Unos días más tarde Juan llegó a mi casa a la hora acordada y mientras sacaba las cosas que había traído de su maletín me puse a observarlo tranquilamente. A pesar de conocerlo recientemente me llenaba de confianza y esperanza. Poco a poco empezó a trabajar en la preparación del ambiente. Primero prendió unas hierbas que pasó por la estancia de mi casa como para purificar el ambiente de energías negativas. Después utilizó su brújula para ubicar los cuatro puntos cardinales y movió algunos de los muebles de mi sala para dejar un espacio amplio al centro. Pasó a poner sobre el piso una manta grande que parecía bordada con imágenes incas. Colocó una vela, un vaso de agua y un pedazo de tela de diferentes colores en cada una de las esquinas de la manta. Me indicó que me acostara boca arriba en medio de la misma con mi cabeza apuntando hacia el norte. Me pidió que permaneciera tranquila y dispuesta a recibir los milagros y las bendiciones de la naturaleza y que mantuviera los ojos cerrados durante todo el proceso para no perder la concentración. Yo estaba ligeramente nerviosa pues no sabía ni qué esperar ni cómo se llevaría a cabo la ceremonia, pero respiré profundamente unas cuantas veces para sentirme tranquila y me relajé.

Juan volvió a encender el manojo de hierbas y en seguida sacó un tambor. Comenzó a tocarlo invocando en voz alta al Padre y Madre del Universo, repitiendo rezos y plegarias al compás del tambor. Yo permanecía recostada sobre el manto en el piso pero a pesar de que antes de iniciar la sesión me había dicho que debía de permanecer con los ojos cerrados, mi curiosidad no me permitía evitar el abrirlos un poquito ocasionalmente para ver qué era exactamente lo que estaba haciendo. Con el sonido del tambor y la armonía del ambiente empecé a entrar en un estado de relajación muy profundo y maravilloso, y así como me había sucedido con la ceremonia del lama Tulku, empecé una vez más a sentirme parte misma del universo. Era una sensación realmente bella.

Poco a poco el sonido del tambor comenzó a alejarse y aunque conscientemente sabía que físicamente estaba ahí acostada, empecé a sentirme como si no estuviera ahí. Tenía la sensación de estar envuelta en un manto de luz en el que flotaba. Era algo extraño pero encantador. Como por arte de magia, una vez más, por medio del pensamiento establecí contacto con mis guías espirituales, mis ángeles y arcángeles y maestros quienes me decían sin palabras que tuviera la certeza de que no estaba sola. Sabía de alguna manera que ellos estaban a mi lado y que me llenaban de luz y de salud. Escuché por medio del alma como si alguien me dijera que mi tiempo aquí en la Tierra aún no había llegado a su final y supe en ese momento que ni por la operación ni por el cáncer me iba a morir aún. Me sentí llena de vida.

Es difícil describir con palabras la sensación que viví aunque con certeza sé que fue sumamente grata y placentera. Estaba tan feliz que no quería salir de ese estado y perdí la noción del tiempo. Repentinamente me percaté de que los sonidos del tambor iban más rápido y eran más intensos durante unos momentos y como llegando al clímax súbitamente se detuvieron. Después de eso hubo un silencio absoluto y durante ese tiempo me reconecté físicamente conmigo misma hasta que poco a poco abrí los ojos. Me costó un poco de trabajo regresar a mi realidad pero cuando lo hice me di cuenta de que estaba como envuelta en una gama de sentimientos de alegría, amor, paz y felicidad. Con la ayuda de Juan me levanté del piso pues me sentía sumamente cansada pero con una tranquilidad difícil de explicar. No entendía cómo era posible que estuviera tan cansada si físicamente no había hecho nada y ahí fue cuando Juan me explicó que mis energías internas habían estado trabajando en su proceso de transformación.

Durante todo ese fin de semana no salí de mi apartamento y pasé muchas horas en mi balcón mirando hacia el mar, el cielo y el infinito. Me sentía relajada y en paz conmigo misma pues de una manera inexplicable sentía que las fuerzas benévolas del universo realmente estaban conmigo. Ya lo dice un conocido refrán: "Cuando el alumno está listo aparece el maestro". Yo estaba lista para aprender un poco más en el sendero espiritual y por eso habían aparecido en mi vida dos maestros extraordinarios como lo son Tulku y Juan, quienes llegaron a mi en el momento oportuno y por designio divino.

IMPORTANCIA DE LA APERTURA ESPIRITUAL

Diversos estudios de la nueva era indican que las partículas cuánticas que alimentan el alma de cada ser humano están compuestas por determinada cantidad de energía espiritual. Estas partículas son las que proporcionan vitalidad y determinan el aura cromática que cubre el cuerpo. De acuerdo a estas teorías, mientras mayor sea el grado de armonía entre el ser humano y las leyes divinas, mayor energía universal recibirá. Mi experiencia personal confirma esta teoría pues al alinearme espiritualmente con la energía divina guiada por las ceremonias de mi lama Tulku y de mi chamán Juan, mi cuerpo humano fue capaz de transformarse como lo explicaré detalladamente más adelante.

Es primordial enfatizar la importancia de la apertura espiritual como la "alimentación" necesaria y fundamental del cuerpo humano. Por medio de la energía creadora se

pueden manifestar las transformaciones energéticas o milagros cuando la persona alcanza un nivel espiritual elevado
al alinear su cuerpo con su alma.

Personalmente me siento muy afortunada de vivir en
ésta época en que la sed de conocimiento y la conciencia del
ser pueden llevarnos a explorar lo inexplorable. Me siento
feliz de poder luchar por saber, decir y compartir la información que ha transformado mi vida. Soy una persona muy
afortunada.

Capítulo cinco

Los milagros

EL CONCEPTO QUE se atribuye a la palabra milagro ha venido cambiando a través de los tiempos aunque se habla de ellos desde las épocas del esplendor griego cuando el mismo Aristóteles negó su existencia. En el siglo IV, San Agustín, quien es considerado como el padre de la Iglesia Católica y uno de los autores más importantes de su doctrina, habló más ampliamente de los milagros. Él los describía como una señal fuera de lo común del poder de Dios. Aun en el siglo XIV el concepto del milagro tenía límites vagos pues la mayoría de los autores se referían a los milagros como sucesos que tenían lugar en el seno de la Iglesia. Los milagros eran identificados exclusivamente como acontecimientos que sucedían como consecuencia de un acto directo de Dios. En la actualidad y de acuerdo al diccionario de la Real Academia Española, un milagro es un hecho no explicable por las leyes naturales que se atribuye a una intervención sobrenatural de origen divino. Un milagro es un suceso o cosa rara y extraordinaria difícil de entender científicamente. En otras palabras, un milagro es simplemente un hecho positivo inexplicable.

Sabemos pues que de los milagros se ha hablado en todos los tiempos y la gran mayoría de las religiones los han reconocido y estudiado. De acuerdo a la enciclopedia de la religión, tanto Buda, Jesús y Mahoma eran seres iluminados capaces de realizar milagros. El Budismo, además de mencionar los milagros del maestro Buda, también habla de los misioneros chinos que llevaban a cabo actos milagrosos cuando el budismo se había introducido en China. Por su parte el cristianismo además de enseñar los milagros del maestro Jesús, habla de los milagros que han hecho y continúan haciendo los santos.

Gracias a los avances en las comunicaciones, en ésta época muchos hemos tenido la fortuna de enterarnos de alguien que se ha "curado" inexplicablemente de alguna enfermedad incurable o se ha "salvado" de un accidente "milagrosamente". Una de las grandes ventajas de los medios de comunicación masiva en la actualidad es que podemos enterarnos con cierta frecuencia de milagros que le suceden a personas comunes y corrientes en diversos lugares alrededor del mundo, personas de diferentes creencias religiosas, clases sociales y ubicaciones geográficas.

El despertar de la conciencia por el que estamos atravesando los seres humanos nos permite recibir y apreciar con mayor facilidad visiones y sanaciones llevadas a cabo por intervención divina. No importa a qué religión se pertenezca, la energía divina se encuentra presente en todos y cada uno de los seres humanos.

Para tratar de comprender mejor lo que son los milagros recordemos una de las frases más célebres del gran teólogo, místico, filósofo, orador y poeta San Agustín: "los milagros no se contradicen con las leyes de la naturaleza, sino con lo que sabemos sobre ellas".

PREPARACIÓN

Armada de valor y de mucha tranquilidad emocional y espiritual llegó el día de mi operación del pulmón y como en ocasiones anteriores antes de irme al hospital me encerré por un momento a solas en mi habitación para hacer una última meditación antes de marcharme de mi casa. Estaba un tanto sensible así que derramé unas cuantas lágrimas ya que a pesar de mi fe tenía un poco de miedo. Sentí cierta nostalgia especialmente por mis hijos. Por medio de la meditación me llené de paz, recordé todo lo aprendido con mis maestros Tulku y Juan y con la ayuda de las respiraciones que comencé a practicar ahí mismo pude obtener la calma. Una vez en el hospital me despedí de mi familia y de los amigos que me habían acompañado y me dirigí con la enfermera a la sala preoperatoria. Después de que me pusieran los sueros correspondientes y de charlar brevemente con mis médicos entré en el sueño inducido por la anestesia. De ahí en adelante no recuerdo nada más de la operación.

De acuerdo a los doctores la cirugía fue sumamente

complicada pues además de extraer el tumor tuvieron que cortar parte del lóbulo inferior de mi pulmón derecho pues durante la operación encontraron ramificaciones del tumor en el mismo. Como mencioné anteriormente, para llegar a los pulmones es necesario manipular la caja toráxica, es decir, abrir un poco las costillas, y debido a la complejidad de la ubicación del tumor en mi pulmón la operación duró aproximadamente diez horas.

RECIBIR EL MILAGRO

Cuando terminó la cirugía me trasladaron a la sala de cuidados intensivos conectada a un respirador artificial pues mi pulmón tenía que aprender a respirar nuevamente ahora que estaba mutilado. Después de pasar la primera noche totalmente dormida y sedada por los medicamentos a la mañana siguiente desperté y encontré a mi mamá a mi lado. Me sentí feliz al verla ahí y quería preguntarle cómo había salido todo, pero estaba aún bastante sedada y no tenía fuerzas ni para hablar. Un poco más tarde entró al cuarto Tito, mi patólogo, quien había estado presente durante la operación y había sido el médico encargado de analizar el tumor para evaluar su patología. Entre sus tareas estaba la de descubrir si lo que yo tenía era un cáncer primario o una metástasis para determinar el curso de mis tratamientos. Me dio mucha alegría verlo pues durante todo mi proceso de lucha contra el cáncer ha sido uno de mis guías, algo así como uno de mis ángeles en la tierra.

Se sentó junto a mí y pude percibir su mirada tranquila

y radiante. Iba a darnos unas "muy buenas e inexplicables noticias" que sabía me iban a encantar. Sin muchos rodeos nos dijo que al hacer la patología del tumor había encontrado que "milagrosamente" el tumor estaba libre de células cancerosas. Me costaba trabajo asimilar lo que me estaba diciendo pero mis ojos se llenaron de lágrimas de felicidad mientras que en mi rostro surgía una enorme sonrisa. Lloraba de alegría y agradecimiento a mi Ser Superior pues se había realizado en mí una maravillosa transformación energética: el cáncer que me habían diagnosticado había desaparecido.

Mi madre también derramó un par de lágrimas de felicidad mientras le preguntaba a Tito insistentemente si estaba absolutamente seguro de la noticia. Reiterándonosla una vez más, simplemente nos dijo: "No sabemos cómo sucedió ni por qué sucedió, pero en ocasiones éste tipo de eventos ocurren simplemente para recordarnos que más allá de la ciencia y la medicina existe un Dios Todopoderoso". Después de unos momentos para asimilar la buena nueva, Tito nos recomendó no perder el tiempo tratando de encontrar explicaciones lógicas sino aceptar la realidad con los brazos abiertos y eterno agradecimiento. ¡Qué bendición tan grande!, pensé yo.

Mis maestros, el lama tibetano Tulku y el chamán argentino Juan, me habían encaminado rumbo a la luz, a la energía sanadora universal, y por medio de los ejercicios y tratamientos que me hicieron se había podido realizar el milagro de la transformación energética en mi cuerpo. Había presenciado en primera fila la magnitud de la sabiduría divina.

A pesar de que me costaba trabajo entender la profundidad del nuevo diangóstico y lo que éste representaba para mi recuperación, muy dentro de mí tenía la esperanza y cierta confianza de que algo así sucedería. Lo sabía por medio de eso que llamamos "intuición" pues desde aquel día en que conocí al lama Tulku sentí que estaba realmente protegida por mi Ser Superior.

Durante los siguientes días en el hospital iban y venían tanto mis amigos como mis doctores, y aunque todos se compadecían de ver el estado tan delicado en el que me encontraba, absolutamente todos estaban convencidos del gran milagro que había ocurrido en mi cuerpo. Incluso mi pulmonólogo, Javier, otro médico español encantador, bromeaba conmigo cada vez que me veía preguntándome ¿qué tipo de conecxiones tenía yo "allá arriba"?, pues lo que me había ocurrido era difícil de procesar.

Seguí el consejo de Tito pues no valía la pena el tratar de entender el por qué de la situación. Le di la bienvenida felizmente a mi nueva condición y me alegré de no tener que volver a pasar por todos los tratamientos que hubiera necesitado de no haber sucedido el milagro de la sanación en mi cuerpo.

LOS MILAGROS EN LA HISTORIA

Se conoce de los milagros prácticamente desde que el hombre ha transmitido su conocimiento por medio de la palabra escrita. Aunque el milagro más conocido dentro del cristianismo es quizá el de la encarnación de Jesucristo, en esta ocasión no me estoy refiriendo a ese tipo de milagros, sino a aquellos que los seres humanos en conexión con la energía divina están recibiendo cada vez con mayor frecuencia. Es importante entender que tanto las enfermedades como las situaciones difíciles de la vida pueden presentarse por varias razones. Dependiendo de las creencias de cada persona, son las atribuciones que se les da.

Tanto las teorías de la nueva era así como algunas tendencias religiosas hablan del karma como el resultado o la consecuencia de comportamientos anteriores tanto en esta vida como en vidas pasadas. Se dice que algunas veces cuando se presenta una enfermedad fuerte, puede ser como resultado de la necesidad de depurar algún comportamiento previo. Se sabe que las personas llegan a este mundo con una misión y un tiempo para llevarla a cabo, y dentro de ese lapso de tiempo llamado vida existen pruebas y oportunidades de crecimiento espiritual que deben ser aprovechadas. La realización de un milagro como el que me ocurrió a mí, o como el que le sucede a algunas personas, es la prueba de la elevación del espíritu y de su conexión con la fuente de la energía universal divina. Esto no significa que todas las personas del mundo se van a curar de las enfermedades. Eso es imposible porque el planeta necesita descartar para volver a recibir, es decir, es necesario que cierto número de personas vaya muriendo para que sigan reencarnando nuevas almas a través del nacimiento de nuevos seres. Lo que sí quiere decir es que por medio de los milagros algunas personas pueden seguir viviendo con el propósito de encontrar su misión y llevarla a cabo a plenitud. Algo que es importante destacar es que la muerte orgánica comienza cuando existen bloqueos energéticos, por eso es de vital importancia establecer una conexión profunda y sabia entre el cuerpo y el espíritu.

Por medio de la página de Internet de la Fundación (http://themaytepridafoundation.org), he tenido la oportunidad de conocer a muchas personas que han recibido este tipo de milagros. Algunos me han llamado la atención más que otros ya sea por las circunstancias en las que se manifestaron o por la manera en la que me fueron descritos. Manteniendo el anonimato de quienes me han confiado sus historias, les relataré dos de ellas utilizando únicamente el primer nombre de la persona porque los considero ejemplos relevantes.

DESAFIAR EL DESTINO

Juanita tenía 32 años de edad, era madre de dos niñas y, luego de que terminara su relación con el padre de sus hijas y de haber encontrado el amor nuevamente, estaba encinta de su primer varón. Durante su visita rutinaria al ginecólogo en su cuarto mes de embarazo, el médico le encontró algo fuera de lo normal por lo que la mandó a hacerse unos estudios más específicos. Los resultados le confirmaron la presencia de un tumor maligno del tamaño de una naranja ubicado junto al estómago. De acuerdo al especialista, el tumor era un cáncer muy agresivo que era necesario extirpar lo antes posible. Debido a la ubicación del tumor y a la importancia de un tratamiento inmediato, los médicos hablaron con Juanita y Miguel, su marido, acerca de la posibilidad de llevar a cabo un aborto inducido para poder salvar su vida. Dada la agresividad del cáncer y la urgencia de controlarlo, si ella optaba por continuar con el embarazo no sólo ponía en peligro su vida, sino que quizá el bebe no terminaría de gestarse y las probabilidades de que ella muriera eran muy elevadas. Los médicos le explicaron que el realizar los tratamientos necesarios para su curación durante el embarazo era prácticamente imposible ya que afectarían profundamente al feto. Juanita se encontraba sumamente confundida y angustiada ante tal situación pues además de enfrentar el cáncer, ella había quedado embarazada de su nuevo marido después de varios años intentándolo. Sentía que el mundo se le venía abajo. No podía entender cómo era posible que cuando finalmente estaba embarazada tuviera que dar por término el embarazo para salvar su vida. Después de dos días de dudas y dolor, Juanita decidió seguir adelante con el embarazo a pesar del pronóstico médico. Miguel apoyaba la decisión pues aunque no quería que Juanita muriera esperaba con gran ilusión la llegada de su primer hijo.

La familia de Juanita no estaba de acuerdo con la decisión que había tomado e intentó convencerla de lo contrario una y otra vez sin resultado alguno. Durante los siguientes meses su vida se volvió muy difícil pues el cáncer comenzó a debilitarla y a hacerla sentir mal, por lo que cada vez tuvo que hacer visitas más frecuentes a sus médicos. A pesar de que ella tenía una actitud positiva, dentro de lo que cabía, dice que había días en que quería darse por vencida pero que el ánimo y el apoyo de sus hijas la ayudaban a continuar. Debido a las complicaciones del cáncer, Juanita fue llevada al hospital cuando tenía seis meses de embarazo y permaneció ahí durante las siguientes semanas hasta que dio a luz a su hijo en un alumbramiento que casi le cuesta la vida. Desafortunadamente, su cáncer estaba muy avanzado y la tuvieron que operar de emergencia para extirparle el tumor que había entrado al estómago. Sus posibilidades de salvarse eran mínimas pues ya había metástasis. Durante varias semanas se debatió entre la vida y la muerte pero la ilusión de ver crecer a su hijo y la fe que tenía tanto en sí misma como en su Dios, le dieron el valor necesario para luchar a pesar de que la esperanza de recuperación que le daban los médicos era muy pequeña.

Contra todo pronóstico "científico" tanto Juanita como Miguelito viven hoy en día una vida feliz adaptándose a sus circunstancias y limitaciones físicas. Ella perdió parte del estómago y ha tenido que enfrentar varios problemas por ello. Pero Miguelito, que nació prematuramente, ha logrado fortalecerse y a sus tres añitos es un niño normal. Juanita es testimonio de otro milagro de vida.

RAZÓN DE VIVIR

Otro caso sumamente interesante es el de Carlos, profesor universitario desde hace doce años a quien en 1980 le diagnosticaron el síndrome de inmunodeficiencia adquirida, SIDA. La noticia del diagnóstico fue uno de los momentos más amargos y difíciles de su vida pues además de ser heterosexual nunca había sido una persona que utilizara drogas. Según me contó, en el año 1971 tuvo una peritonitis muy seria por la cual recibió varias transfusiones de sangre. Una de ellas estaba contaminada con el virus. Durante un viaje de paseo a Brasil, empezó a desarrollar una complicación respiratoria a consecuencia de lo que él pensaba era un simple resfriado. Dos semanas más tarde se encontraba debatiéndose entre la vida y la muerte en un hospital de California y con un diagnóstico de SIDA.

Dice Carlos que cuando recibió la noticia estaba seguro de que los médicos habían cometido un error pues él nunca había tenido relaciones sexuales con otro hombre ni había utilizado jeringas para drogarse. A principios de los años 80 apenas se empezaba a tomar conciencia de lo que era el síndrome y en ese entonces aún había un estigma muy grande en contra de quienes lo tenían. La población en general tampoco estaba muy bien informada acerca de las maneras en las que se podía contraer, y era prácticamente un tema tabú dentro de nuestra sociedad el hablar de ello. Como siempre ha sido un hombre muy guapo que se ha preocupado mucho por su apariencia física, dice Carlos que cuando originalmente fue diagnosticado su familia dudó de su preferencia sexual y vivió un período de incertidumbre y falta de aceptación muy fuerte. Estando en el hospital, los médicos llegaron a desahuciarlo puesto que no respondía a los tratamientos que le hacían. Él ahora piensa que eso se debía a la depresión y a la falta de ganas de vivir que sentía bajo esas condiciones. Sentía que se le había acabado el mundo. Cuando salió del hospital, los médicos le dieron el alta pero dándole un promedio de dos años de vida como máximo debido a su condición.

Tratando de adaptarse a vivir con ese problema, recibió

el informe oficial de que a través de una transfusión de sangre contaminada había contraído el virus. Poco a poco mejoró la situación en su entorno familiar, pero no en el social. En ese entonces había estado comprometido para casarse y cuando su novia se había enterado del diagnóstico de SIDA decidió dejarlo. Se encontraba sumamente triste y confundido ante su situación. Llegó un momento en que incluso pensó en suicidarse pues, según él su vida no tenía sentido. Dice Carlos que de alguna manera escuchó dentro de él a una voz que le decía que no lo hiciera pues aún tenía algo que cumplir.

El reintegrarse a su vida social después del diagnóstico y la pérdida de su pareja fue un proceso muy difícil. Decidió dedicarse a continuar sus estudios pues, según él, de esa manera postergaba su reunión con el mundo real. Cuando se encontraba terminando su posgrado, conoció a María Elena, una chica encantadora que estaba pasando por un problema muy fuerte ya que su novio la había abandonado al enterarse que estaba embarazada. Ella venía de una familia muy conservadora y su padre se negaba a aceptarla nuevamente en casa bajo esas condiciones. Poco a poco surgió una bella amistad entre ellos. Comenzaron a compartir tiempo juntos, a disfrutar de la compañía mutua y la amistad se convirtió en amor, y sabiendo las limitaciones de ambos decidieron casarse. Unas semanas más tarde María Elena dio a luz a una hermosa niña a la que Carlos reconoció como hija. Él consiguió un trabajo para enseñar en una Universidad en Texas y a los pocos meses se mudaron los tres para allá. Cuando la niña cumplió dos años de vida el pediatra le encontró un problema en el ojo. Después de varios estudios y exámenes, se descubrió que la niña tenía una rara enfermedad que eventualmente la llevaría a la ceguera total. Dice Carlos que cuando llegó ese día finalmente comprendió por qué no se había muerto habiendo estado tan cerca con las complicaciones del SIDA. Él siente que no murió para poder ser "los ojos de su hija". Afirma que el milagro de su recuperación le ha hecho entender que era necesario que siguiera con vida para poder ayudar de esa manera a Carla, su hija.

ALINEACIÓN E INTENCIÓN

Para que los milagros ocurran se deben alinear los deseos de su realización, es decir, la intención con el propósito existencial de la persona. No por el simple hecho de buscar la curación ésta va a llegar. El milagro de la curación ocurre cuando dentro del plan existencial de la persona está su restablecimiento como parte de su plan divino. Todas las personas nacen con un destino, es decir, un plan de vida único e individual. Cuando la persona se desvía de su camino o se satura con cosas mundanas que no la benefician ni la conducen a ningún crecimiento espiritual, el universo conspira para llamar su atención y que se pueda encaminar nuevamente. Es como decimos comúnmente, les da "una sacudida" para ayudarlos a reenfocarse. De cada persona depende el saber escuchar esos llamados. Por eso no me canso de repetir la importancia que tiene el aquietar la mente para poder escuchar la voz del alma.

Como dije anteriormente, existen todo tipo de milagros:

milagros especiales, milagros de amor, milagros que cambian el rumbo de nuestras vidas y muchos otros más. Si nos detenemos un momento a pensar encontraremos que la vida misma está llena de milagros que muchas veces pasan desapercibidos dada la cotidianidad de los mismos. Recuerdo que cuando mi hijo Tommy nació y el doctor me lo entregó en mis brazos sólo podía estar admirada ante el milagro tan grande que se había producido. Tenía entre mis brazos a una pequeña criaturita perfectamente formada y que había salido de mi vientre. El hecho de su nacimiento fue un verdadero milagro para mí, tal y como lo es el nacimiento de cada ser humano de este planeta para cada una de sus madres. Como los nacimientos ocurren a diario y en altos números, pasamos de largo el comprender el milagro que es la vida misma debido a su cotidianidad.

El reconocido filósofo Kahlil Gibran escribió: "si puedes mantener tu corazón maravillado ante los milagros cotidianos de tu vida, tu sufrimiento será menor". Tiene mucha razón. Debemos procurar asimilar la gran cantidad de milagros que ocurren a diario alrededor de nosotros pues el maravillarnos ante ellos nos hará más humildes y agradecidos. Las puestas de sol cada tarde, la lluvia, las flores, los animales, la luz de la luna sobre el mar, todo aquello que por el simple hecho de existir es un milagro. Al reconocer los "pequeños" milagros, es decir, los milagros con los que convivimos todos los días, vamos a tener mayor facilidad para alinearnos energéticamente en el momento en que necesitemos que ocurra un milagro mayor en nuestras vidas. Cuando hay fe, devoción, entrega y convicción el milagro puede realizarse.

Las bendiciones que recibí con el milagro de la sanación son difíciles de expresar con palabras, pero como agradecimiento a esa nueva oportunidad que se me dio quiero retribuir al universo contando mi historia. Quizá pueda ser un rayo de esperanza en el momento de confusión de otra persona. Únicamente quien vive un milagro así en carne propia es capaz de entender el júbilo y la felicidad que eso representa.

SEGUNDA PARTE

Transformar el dolor

CAPÍTULO SEIS

Desengaños amorosos

EL AMOR ES la fuerza que mueve al mundo, digamos que es su motor. El amor vive a través de nosotros. Es un sentimiento que nos alimenta, nos nutre, nos enseña, y ayuda a que aflore lo mejor de cada uno de nosotros. Hay diferentes tipos de amor pero a final de cuentas el amor es amor, un sentimiento maravilloso enfocado y expresado de diferentes maneras.

El amor de pareja debe ser considerado como un gran regalo que nos da la vida sin importar el tiempo que ese amor dure. El amor de pareja debe ser desapegado, no posesivo ni celoso, sino libre e independiente. Debe ser puro y transparente, debe ser bello y tierno, comprensivo y amigable; durante un tiempo pasional y por una eternidad libre. No debe ser condicionado, ni dominante, ni debe limitar el potencial de la pareja ya que de lo contrario el amor se va acabando hasta que eventualmente se apaga. Cuando amamos damos lo mejor de nosotros mismos y nos esforzamos en ser mejores seres humanos. El poeta griego Sófocles decía que "el amor nos libera del sufrimiento", por eso es que cuando se acaba el amor o se acaba la relación de pareja comienzan los dolores del corazón.

La gran mayoría de las personas adultas hemos pasado por rompimientos amorosos quizá desde nuestra adolescencia. Estos rompimientos pudieron haber sido leves y pasajeros o muy difíciles y duraderos, pero a final de cuentas deben ser superados para no convertirse en un obstáculo que impida vivir a plenitud. No importa la edad ni la condición social o económica que se tenga, con cada rompimiento amoroso viene un sufrimiento y un proceso de sanación.

Casi nunca es fácil superar la pérdida del amor, pero como todo en la vida es una situación que tiene la función de enseñarnos alguna lección por difícil que parezca. La manera en que reaccionamos a los desengaños amorosos se ve influenciada por un gran número de factores como la edad, la formalidad de la relación y el tiempo de la misma. Pero cuando el amor de pareja ya no existe, es mejor que se lleve a cabo la separación por la salud mental y a veces física de las personas que la integran.

MI PRIMER DESENGAÑO

Recuerdo que cuando mi primer novio me dejó a los dieciocho años de edad supuestamente por otra chica más liberal y menos conservadora que yo, pensé que se me acababa el mundo y que nunca me repondría. Había sido el amor de mi vida (hasta entonces mi primer amor), teníamos planes de casarnos (incluso habíamos comprado algunas cosas para nuestra casa) y estaba profundamente enamorada de él. Como tanto mi padre como su madre se empeñaban en alejarnos, creció entre nosotros un amor que pensábamos era indestructible, aun cuando mis padres me mandaron a estudiar al extranjero. Fue entonces cuando su madre se encargó de inventar suficientes historias hasta lograr su objetivo de separarnos. Cuando terminamos nuestro noviazgo yo tenía diecinueve años, vivía en un dormitorio de una universidad en los Estados Unidos y creí que no sería capaz de volver a sonreír nunca y mucho menos de volver a enamorarme. Pasé varios meses sufriendo con el corazón herido, pero gracias a mis compañeros de universidad y mis amigos llegué a reponerme. No sólo me repuse sino que, con el tiempo, volví a amar y a enamorarme (varias veces por cierto). En una de las poesías de mi amigo Arturo Morell hay un verso que dice: "Bienaventurados los que se desenamoran porque a su vida podrá entrar otro amor. Bienaventurados los desengañados porque su alma podrá volver a confiar". Aunque en el momento del rompimiento amoroso eso parezca imposible, la sabiduría del tiempo lo confirma.

El amor se vive hacia adentro no hacia afuera. Una persona debe amarse primeramente a sí misma antes de poder amar verdaderamente a otra. La falta de conciencia de este sencillo concepto es lo que, en muchas ocasiones, causa los malos entendidos entre las parejas. Una persona que no se quiere y se respeta a sí misma ante todo, no es capaz de amar y respetar a otra persona. Además, si la persona depende emocionalmente de otra persona puede confundir los sentimientos de amor con los de dependencia. Y este es un punto clave para que una relación de pareja funcione o no por amor.

Los desengaños amorosos no son fáciles de superar ya que no existe en el mercado una pastilla mágica para curarlos. Es más, ni siquiera hay una fórmula exacta para remediarlos ya que las relaciones de pareja como lo dice su nombre son relaciones de par (dos) y las reglas y las definiciones de lo "correcto" o lo "permitido" dentro de cada relación son establecidas precisamente por esas dos personas que componen la pareja, de mutuo acuerdo. Sin embargo, cuando la relación se termina voluntaria o involuntariamente el proceso de recuperación es individual.

EL DUELO DE AMOR

No importa de qué manera se termina una relación, el fin de ésta representa una pérdida por lo que es indispensable pasar por el proceso del duelo. Tanto si se buscaba terminarla como si su fin llegó sorpresivamente, es una pérdida y hay que aceptarla como tal. Si se recibe con gusto porque ya la situación era insoportable o si se recibe con angustia y dolor, de cualquier manera representa la pérdida de ilusiones, de sueños, del compañero, del entorno familiar, de la casa y las amistades y de la cotidianidad de la vida. Para poder superarla es indispensable tratar ese dolor con el mayor respeto posible. Para poder sanar el corazón herido antes que nada se debe asimilar el dolor como tal aunque no necesariamente se entiendan las razones del rompimiento amoroso inicialmente. Se debe cuidar el alma herida como quien cuida a un niño lastimado: con amor, paciencia, tolerancia y sin juzgar. Se debe vivir el proceso de duelo para sanar el dolor ya que es la respuesta natural y saludable. Este proceso comienza al momento de la separación o pérdida y concluye cuando la persona que ha experimentado la pérdida puede ver el hecho como espectador, es decir, sin sentir dolor ante el mismo.

Recuerdo que después de terminar la relación con mi primer novio lloré casi todos los días por lo menos durante un mes. Era una adolescente y todo me lo recordaba a él. Veía un apartamento de alquiler y pensaba "ahí podríamos vivir en un futuro". Escuchaba una canción en la radio y pensaba "esa es la que me cantaba al oído". La televisión, el radio, las revistas, los amigos, todo me lo recordaba a él y pensaba que nunca más volvería a ser feliz.

Duré un tiempo deprimida sin querer salir de mi habitación en donde me encerraba después de clases, pero un buen día sentí las ganas de no perder el tiempo más ahí adentro pues había una vida que descubrir más allá del dolor de mi corazón lastimado. Afortunadamente, tenía un grupo de varios amigos en la universidad por lo que constantemente recibía invitaciones a fiestas o a actividades extra escolares y después de un período de encerramiento un buen día decidí que mi "luto" por ese amor perdido debía terminar. Un día una amiga me invitó a participar en una conferencia de bienvenida para estudiantes de otros países. Ahí fue cuando vi a otro muchacho que me parecía muy guapo y en cuanto se me acercó a platicar intercambiamos teléfonos. A los pocos días empezamos a buscar todo tipo de pretextos para vernos más seguido y comenzamos a compartir la hora de la comida, a hacer tareas juntos (aunque no estudiábamos lo mismo) e ir una que otra vez al cine, hasta que cupido me atrapó nuevamente.

La manera de enfrentar el duelo es sumamente personal para cada quien ya que cada persona reacciona y siente de una manera distinta. No hay un tiempo preciso para terminar el proceso del duelo ya que a veces toma poco tiempo pero a veces puede durar varios años. Lo importante de todo esto es aprender a superar el dolor por muy fuerte que ese sea y a la mayor brevedad posible, ya que de lo contrario se puede caer en una depresión que puede tener mayores consecuencias.

Aunque los amores de juventud quizá no sean tan complejos como los de la edad adulta, en cada etapa de nuestras vidas los rompimientos amorosos se viven con la intensidad correspondiente a la edad.

He conocido a personas que viven un rompimiento amoroso con tal persistencia y duración que una vida entera no les basta para superarlo. Desperdician gran parte de sus vidas recordando todos los días los detalles de su pasión truncada como si todo acabara de ocurrir y dejan transcurrir sus vidas obsesionándose con la pérdida. Estas personas viven sin intentar superar su duelo y mantienen un luto en el corazón que les impide despejar la nostalgia. En ocasiones ni siquiera se permiten disfrutar de momentos agradables pues temen volver a ser felices (o volver a ser heridos) y les es más cómodo seguir viviendo como víctimas o mártires de su dolor. Son personas que no se dan cuenta del valor único del tiempo y que no han entendido que a éste mundo llegaron solos y así se irán y que únicamente de ellos depende la decisión de compartir su trayecto con alguien o no.

Pero ¿a quién no le han roto el corazón o quién no ha roto un corazón? Los rompimientos amorosos son casi parte intrínseca de la vida. Sin ellos no habría ni poetas ni músicos ni novelas. Son tan naturales como la vida misma. La manera de superarlos es parte del aprendizaje de quienes los enfrentan. Y a final de cuentas es mejor amar con intensidad aunque después se sufra por la pérdida, que pasar por la vida sin amar por miedo a sufrir.

DE BUENAS A PRIMERAS ME DEJÓ

Después de un año de relación con el primer hombre del que me enamoré después de mi divorcio, un buen día y sin aviso previo se fue de viaje a México y nunca más regresó. Me mandó un correo electrónico diciéndome que sentía que tenía "demasiadas" responsabilidades conmigo y con mis hijos y que además no le gustaba vivir en el Sur de la Florida por lo que había decidido terminar la relación. En ese momento yo no lo podía creer pues verdaderamente me tomó por sorpresa, especialmente porque unos días antes me había preguntado si me gustaría casarme con él. Yo le había dicho que no pues quería llevar la relación paso a paso ya que aún estaba muy herida de mi matrimonio anterior y mis hijos eran todavía pequeños. Sus acciones me sorprendieron aún más ya que una de las razones por las que me había mudado a Miami era precisamente porque él vivía en Palm Beach y así estaríamos relativamente cerca como para vernos frecuentemente. De momento no sabía qué era exactamente lo que estaba pasando ni con él ni con la relación, fue una verdadera sorpresa.

El dolor por esa pérdida repentina fue inmenso, especialmente debido a que después de haber vivido diez años de relación con mi ex marido durante los cuales se había encargado de acabar con mi autoestima, finalmente me estaba recuperando. Gracias a ese novio había vuelto a confiar en mí misma como mujer y a creer en el amor y de golpe todo se acababa. No lo podía creer.

Los primeros días fueron muy difíciles y no sabía ni cómo reaccionar ni qué hacer. Como era natural estaba muy confundida pues todas mis ilusiones y mis creencias en el amor se habían derrumbado de golpe. Con el tiempo me di cuenta de que esa relación la había basado en parte en la dependencia. Aunque creía que lo amaba me di cuenta que sentía un gran cariño por él, pero que lo había utilizado como tabla de salvación de mi relación anterior y que dependía emocionalmente mucho de él. Cuando un buen día súbitamente él no estuvo más a mi lado sentí que el mundo se me venía abajo. Recuerdo que las primeras noches después de su abandono salía a mi terraza a llorar teniendo la sensación de que la persona a la que amaba había muerto. El correo electrónico que había recibido de él realmente me había tomado por sorpresa, no sé si porque no quise ver las señales con anterioridad o si porque realmente era muy ingenua. Creía que ambos estábamos realmente enamorados y que eventualmente formaríamos una nueva familia. Para poder superar los primeros días del abandono decidí alejarme de mi entorno para poder asimilar el fin tan abrupto de la relación. En medio del dolor que intentaba ocultar ante mis hijos pues nunca los involucré en mis relaciones, decidí irme con ellos a visitar a mis abuelitos "de vacaciones" por unos días. Necesitaba sentirme protegida y con ellos así me sentía. Necesitaba sentir que mi vida le importaba a alguien y que había quienes incondicionalmente me querían. Necesitaba sentirme querida.

EL APOYO ANTE EL SUFRIMIENTO

El buscar el apoyo de la familia y de los amigos es muy importante cuando queremos sanar las heridas del corazón. ¿Qué hace un niño cuando se lastima? Además de llorar, busca los brazos que le ofrecen seguridad y protección y que generalmente son los de su madre. Cuando se tiene un corazón herido se debe buscar el cariño, el apoyo y la protección de quienes nos quieren sinceramente y generalmente lo encontramos en la familia. Aunque yo no les confié mi dolor sentimental a mis abuelitos por ser personas con ideas muy anticuadas que no aprobarían el que yo tuviera "otra" relación, el simple hecho de estar con ellos me proporcionaba la paz y tranquilidad que necesitaba para volver a retomar fuerzas. Poniendo en perspectiva mi situación pude apreciar que aunque el súbito abandono había sido muy doloroso, la vida seguía adelante y yo tenía que seguir con ella. En esos momentos estaba buscando un mejor futuro para mis hijos y para mí y la vida no se paraba por un simple desengaño amoroso. Tomé fuerzas de donde pude e intentando dejar mi dolor en México volví a mi casa, me sumergí en el trabajo y seguí adelante aunque reconozco que hubo muchos días en que fue difícil continuar. Afortunadamente, con el paso del tiempo también ese dolor se curó. Después de haber superado mi duelo pude darme cuenta de que a pesar de que sufrí mucho con el fin súbito de la relación, fue una relación que me ayudó mucho emocionalmente.

EL DOLOR DE LA TRAICIÓN

Los desengaños amorosos varían de intensidad dependiendo de la causa del rompimiento amoroso. Uno de los más difíciles de superar es el de la traición puesto que es un acto intencional que acaba con la confianza y la lealtad entre la pareja. Cuando se traiciona se hiere de una manera que no es fácil de olvidar puesto que el que traiciona siembra duda e incertidumbre en la relación. El dolor que puede producir una traición también depende del momento en el que ésta ocurre ya que no es lo mismo una traición a los dos meses de conocerse que a los diez años de relación. Tampoco es igual que alguien traicione a su pareja con una persona desconocida a que lo haga con un amigo o un pariente, en ese caso el dolor se intensifica aún más.

Existe una diferencia entre lo que es una traición amorosa y lo que es un simple encuentro sexual. Para las mujeres es más difícil de entender este concepto ya que está comprobado que el género femenino ama con el corazón e involucra los sentimientos con la sexualidad. Una verdadera traición se da cuando uno de los dos miembros de la pareja desarrolla y establece una relación con otra persona a escondidas de su pareja. No es necesariamente una traición el que uno de los dos integrantes de la pareja tenga un encuentro sexual único con una persona desconocida con el fin de satisfacer un deseo físico momentáneo. No estoy ni justificando ni aprobando este acto, simplemente estoy aclarando que no es lo mismo el amor que el sexo.

El amor es el sentimiento primordial que une a la pareja mientras que el sexo es un acto físico que ocurre entre dos personas. Al establecer una relación íntima con una tercera persona se están violando los principios fundamentales de la relación de pareja que son la confianza y la integridad, y se genera resentimiento y distanciamiento. Sin duda alguna, una de las traiciones más difíciles de superar y que cada día es más frecuente en nuestra sociedad es la de ser engañado con una persona del mismo sexo sin que la pareja haya admitido con anterioridad su homosexualismo o bisexualismo.

TRAICIÓN HOMOSEXUAL O BISEXUAL

Hace ya varios años tuve una relación con un muchacho muy guapo, inteligente y encantador. Aunque no vivíamos en la misma ciudad nos veíamos al menos una vez al mes cuando viajábamos a grabar el programa de televisión para el cual trabajábamos los dos. Empezamos una relación cordial como amigos y colegas y poco a poco la amistad comenzó a escalar aunque yo nunca tomé la relación en serio pues en esos momentos estaba decidiendo si formalizaba mi relación con el padre de mis hijos o no. Él, sin embargo, aparentaba estar muy enamorado de mí viajando a visitarme a Los Ángeles cada vez que tenía una oportunidad y presentándome con su familia. A los pocos meses de relación pidió ser trasladado a Los Ángeles y alquiló un apartamento muy cerca del mío. Pasábamos mucho tiempo juntos pero habíamos decidido no hacer público nuestro romance pues ambos éramos personalidades de televisión y yo aún no estaba segura de querer continuar mi relación con él y terminar definitivamente con el que más adelante se convirtió en mi marido.

El día de mi cumpleaños organicé una pequeña fiesta de celebración en mi casa a la que invité a mis amigos más cercanos. La pasamos muy a gusto disfrutando de música, cantos, bailes, comida y bebida y terminamos a altas horas de la noche con un desentonado canto de "feliz cumpleaños". Después de la fiesta hablamos brevemente de nuestra relación pues seguía presionándome para que tomara una decisión más definitiva con respecto a él, pues quería formalizar con miras a casarnos. Yo no estaba muy segura pues a pesar de que lo quería profundamente buscaba cierta protección que por alguna razón no sentía junto él. Sin llegar a una conclusión final esa noche se marchó de mi casa y decidimos dejar pasar unos días sin vernos para que yo pudiera pensar sin sentirme presionada.

En esos días me invitó a comer un amigo mío muy especial que además de ser mi diseñador de ropa, era mi confidente. Durante la comida le conté las dudas que tenía respecto a formalizar o no esa relación y cuál no sería mi sorpresa cuando me confesó que entre él y mi supuesto novio había una relación íntima que había comenzado unos meses atrás. La incredulidad, el enojo y la decepción que sentí al escuchar los detalles de su romance fueron indescriptibles. Primeramente la decepción de sentirme utilizada pues comprendí que tanta insistencia de su parte había sido simplemente para guardar las apariencias ante su familia y la sociedad, que no lo aceptarían de otra manera. Después surgió un gran miedo y enojo al pensar que podría haberme trasmitido alguna enfermedad sexual pues en ese entonces apenas se comenzaba a hablar de la protección durante las relaciones sexuales. Más tarde, la humillación ante quienes supieran de su doble vida. En fin, los momentos dolorosos y angustiantes que viví con esa relación no se los deseo a nadie. Me sentí sumamente traicionada y aunque después escuché sus disculpas nunca quise saber nada más de él pues el dolor que me causó fue muy hondo.

EL DOLOR ES TEMPORAL

El dolor ante un desengaño amoroso debe ser una situación temporal. Mientras más rápido se comience a vivir el proceso del duelo, más pronto se podrá abrir el corazón nuevamente al amor de pareja. No vale la pena desperdiciar la vida sumido en una eterna tristeza a causa de una decepción amorosa pues el amor existe para sentirse, vivirse y disfrutarse. Quien ha tenido el corazón herido debe intentar encontrar nuevamente la luz del amor para volver a ser alumbrado por ella pues el amor es un sentimiento enrique-cedor. Un conocido proverbio dice: "Es una locura amar a menos que se ame con locura". En cuestiones de amor no existen las reglas, estas se van escribiendo en el camino de acuerdo a sus participantes. Eso sí, en cuestiones del amor de pareja se debe amar con entrega total y sin miedo, aun-que sí con un poco de precaución. El amor engrandece nuestra existencia y es uno de los regalos más bellos que nos puede otorgar la vida. El amar "con locura" como dice el refrán es simplemente el amar con una entrega plena, sin importar la edad, ni la situación, ni la condición de la per-sona, ya que si uno está abierto al amor, el amor llega. Se trata de la simple ley de atracción de la que hablaré con más profundidad más adelante.

La intensidad con la que se ama en una relación influye en el grado de dolor que se siente al terminar esa relación amorosa. No todas las relaciones son iguales ni se viven de la misma manera ni tienen la misma intensidad puesto que las variables que influyen en cada relación son diversas. Una persona puede amar a otra intensamente por toda una vida mientras que otra puede amar con la misma intensidad por un par de años o unos meses simplemente. La escala del amor es individual como son los sentimientos que emanan de cada persona. Lo que sí es común es el grado de dolor que se siente cuando se termina una relación que ha dejado una huella profunda en la vida de la persona, por eso no me canso de repetir lo importante que es llevar a cabo un pro-ceso del duelo.

UN NUEVO DESENGAÑO

Después de haber vivido una relación muy especial con Jorge, el actor argentino que me acompañó durante mi lucha contra el cáncer del pulmón, un buen día él dio por terminada la relación. La explicación que me dio fue que había recibido una propuesta de una productora que le ofrecía su propio programa de televisión y había decidido involucrarse sentimentalmente con ella. La noticia me cayó muy mal y me dolió mucho. No solamente me sentí mal por haber sido reemplazada por una supuesta amiga mía, yo misma los había presentado en mi oficina, sino que me sentí peor aun al saber que la promesa de un programa de televisión tuviera tanto peso para él. También en esa ocasión los primeros días fueron difíciles sobre todo porque además de seguir siendo vecinos de puerta con puerta aún éramos socios en el negocio, así que decidí que definitivamente tenía que poner cierta distancia física para poder entender la situación y actuar de una manera serena. Necesitaba comprender lo que estaba pasando y ver las cosas con una mayor claridad pues había sido un golpe bajo que no me esperaba.

Afortunadamente, de alguna manera, el universo siempre conspira conmigo ofreciéndome oportunidades para realizar viajes cuando los necesito, así que durante esos días Tito, mi patólogo, me invitó a navegar en su catamarán en un viaje a las Islas Bahamas. Como la invitación era muy tentadora y me llegó en el momento preciso no dudé ni un instante en aceptarla. A los pocos días zarpamos de Miami Tito, Carlos y yo. Joanna, la esposa de Tito, volaría unos días más tarde para reunirse con nosotros en una de las islas de las Bahamas. Me sentía muy orgullosa de mí misma por realizar ese viaje el cual un tiempo atrás no me hubiera atrevido a hacer. Viajar yo sola con dos hombres tan guapos y heterosexuales en un barco durante diez días me hubiera dado miedo por temor al "qué dirá la gente" o "qué pensarán de mí". Afortunadamente, como parte de mi nueva vida, ya estaba viviendo de acuerdo a lo que mi alma me decía y mi corazón me dictaba, y en esos momentos ambos me decían que aprovechara las oportunidades que me ofrecía la vida.

El paisaje era de una belleza insuperable y la simplicidad con la que vivimos durante esos días me reconectó con mi ser interior, entablando una conexión increíble con el universo. Durante el viaje pasaba largas horas sentada en la proa del barco simplemente admirando la belleza y disfrutando a cada instante del momento. Tito y Carlos se turnaban tanto el timón como la pesca y la cocina. Ambos me cuidaron, me consintieron, me apoyaron sin hacer preguntas y siempre respetaron mi espacio. Visitamos playas desiertas, dormí alguna vez en la popa del barco bajo las estrellas y gozamos viendo estrellas fugaces cruzar por el cielo en medio de una calma total. Jugábamos pidiéndoles deseos mientras intentábamos calcular cúantas estrellas nos cubrían. Los delfines fueron nuestros compañeros de navegación gran parte del trayecto. Parecían jugar libremente entrando y saliendo de la estela que dejaba nuestra nave. Las aguas del mar eran cristalinas y la naturaleza insuperable. Durante diez días casi no tuvimos contacto con el mundo cotidiano excepto cuando ocasionalmente en medio de la inmensidad del océano nos cruzaba otra embarcación. Estábamos solos con la naturaleza y pude realmente apreciar la pequeñez de mi dolor por el desengaño amoroso ante la magnitud de la vida. Redescubrí la grandeza del ser humano y, para mi asombro, en ningún momento tuve miedo de vivir, ni siquiera cuando se nos presentó una tormenta por la noche y las olas superaban los 10 pies de altura. Me sentía segura, protegida, querida y cuidada y estaba viviendo y sintiendo a plenitud. Ese viaje marcó otro resurgir en mi vida y cuando fue tiempo de regresar a mi casa lo hice llena de nuevas ilusiones y esperanzas. Durante el viaje pude darme cuenta de que no importa a qué edad se sufren los desengaños amorosos ya que por duros que parezcan son también temporales y de nosotros depende el volvernos sus víctimas o sus adversarios.

ALEJARSE DE LA SITUACIÓN
PARA ANALIZARLA

Cuando el ser humano se siente agobiado, cansado o frustrado por una situación específica necesita alejarse de la misma para refrescar su mente. Constantemente se comete el error de querer encontrar una solución a determinado problema instantáneamente, aunque la solución no esté disponible en ese momento. Grandes desgastes físicos y energéticos son llevados a cabo por quienes en el afán de obtener una respuesta inmediata se olvidan de que el universo trabaja en su propio tiempo, el cual no es necesariamente el tiempo del ser humano. Mi recomendación personal es que si se tiene la oportunidad de viajar para "recargar las baterías" o para ver las cosas desde otra perspectiva, el viaje debe realizarse. Si uno puede hacer un paréntesis dentro de su vida cotidiana debe de hacerlo simplemente para observar la grandiosidad de la naturaleza y comprender que los problemas que frecuentemente nos embargan son insignificantes en proporción a la vida misma. Establecer una conexión profunda y única con el planeta nos vuelve seres más vulnerables tanto con los otros seres humanos como con los animales, las plantas y la tierra misma. Y es precisamente esa vulnerabilidad la que nos ayuda a engrandecer nuestro espíritu. Sé que económicamente no siempre se pueden realizar viajes. Pero también sé que muchas veces estamos rodeados de oportunidades que no sabemos aprovechar. Los pretextos para no realizar ciertas acciones que rompen con nuestra cotidianidad son interminables. Debemos estar conscientes de que no sabemos cuando se nos termina la vida y que mientras nos llega el momento debemos encontrar la manera de crecer y enriquecer nuestro espíritu. Es más importante partir llevándonos la felicidad de haber podido admirar personalmente la grandeza de una montaña o la fuerza de unas cataratas, que partir dejando mil dólares en una cuenta bancaria.

Para llegar a un estado de apreciación e integración del mundo que nos ayude a enaltecer nuestro espíritu existen diversas opciones. Hay quienes se identifican a plenitud con las formidables aguas del mar y quienes prefieren las montañas o el desierto. Precisamente por eso, la naturaleza misma nos ofrece un sinnúmero de posibilidades y de nosotros depende el encontrarlas.

Es muy importante aprender a aquietar la mente y a li-

berar los sentimientos que producen los enojos, las decepciones, las angustias, el estrés y todo aquello que va en
contra de nuestra naturaleza armónica y amorosa. Diversos
estudios han comprobado que esas son algunas de las causas de las enfermedades físicas. Cuando se aprende a aquietar la mente se aprende a identificar las señales que el
universo nos está enviando. A veces las soluciones a nuestros grandes problemas son tan simples que precisamente
por esa simplicidad no las encontramos fácilmente. Estamos acostumbrados a vivir en un mundo tan competitivo
que necesitamos encontrar complejidad en todo. No nos
damos cuenta de que a veces dentro de lo más simple está
la mayor solución. Cuando aprendemos a aquietar nuestra
mente aprendemos a engrandecer nuestro espíritu. Cuando
aprendemos a superar las decepciones amorosas aprendemos que el amor lo puede todo. Mientras sepamos firmemente que debemos amarnos a nosotros mismos ante todo,
tendremos la posibilidad de amar a alguien más. La decisión de compartir el amor es personal y no debe ser influenciada por un desengaño amoroso, ya que por duro que ese
sea siempre se puede superar.

$\mathcal{C}$APÍTULO SIETE

Víctima o guerrera

ANTES DE COMENZAR a escribir este capítulo quiero aclarar que lo haré dirigiéndome principalmente a las mujeres porque considero necesario hacerlo de esta manera. Espero que el género masculino entienda y acepte esta decisión, la cual he tomado por necesidad más que por capricho.

Cuando una mujer sufre un revés en su vida tiene dos opciones: sentirse víctima y dejarse llevar por la situación o luchar como una guerrera y enfrentar la situación con dignidad y valentía. La decisión respecto a qué posición tomar ante los retos no siempre es fácil pero "como el viejo decía: si las cosas que valen la pena se hicieran fácilmente, cualquiera las haría".

Particularmente difícil resulta el decidir ser víctima o guerrera ante una situación determinada cuando se pertenece al sexo femenino. Dependiendo de la época y la influencia cultural en la que se ha crecido se puede determinar el arraigo de los conceptos de victimización de la mujer. Para poder profundizar en este tema quiero aclarar que al hablar de víctimas y guerreras lo hago describiendo actitudes concretas adoptadas por quienes las presentan. Por medio del término víctima me refiero a aquellas mujeres cuyo destino es una vida de sacrificio, sufrimiento y abnegación. Y el término guerrera lo utilizo para describir a aquellas mujeres fuertes que toman decisiones propias y forjan el camino de sus vidas de acuerdo a sus historias personales.

Dentro de la vida de sacrificio y sufrimiento que vive la mujer víctima, hablo de la actitud con la que ésta vive o por la que vive su vida. La actitud con la que se desenvuelve ante sus padres, hijos, amigos y sociedad. El verdadero trasfondo de ese sacrificio de la mujer es la idea subconsciente de que "la mujer es una persona de segunda categoría por el simple hecho de pertenecer al género femenino".

Yo personalmente crecí en el seno de una familia muy tradicional en donde la palabra del hombre de la casa, es decir, de mi padre, era la ley. Lo que él decía era lo que se hacía y no había ni posibilidad de discusión. Crecí con cierto miedo de oponerme a sus opiniones por aquello de que "al hombre de la casa no se le puede contradecir". Soy la hija mayor de seis hermanos y la primera mujer de una nueva generación, es decir, primera nieta y bisnieta tanto por parte de mi madre como por parte de mi padre, por lo cual me tocó pavimentar un camino un tanto difícil. La imagen de mis padres con la que yo crecí fue de autoridad por parte de mi padre y de sumisión por parte de mi madre. Culturalmente hablando éramos el estereotipo tradicional de la familia latina: mi padre era el proveedor (y jefe supremo) y mi madre la encargada de que los hijos cumpliéramos la autoridad del padre y del buen funcionamiento del hogar. El proveedor, es decir, mi padre, gozaba de un control casi absoluto sobre todos nosotros. Si no seguíamos sus reglas e indicaciones al pie de la letra teníamos que atenernos a las consecuencias las cuales generalmente resultaban en limitaciones y castigos.

EL ESTEREOTIPO DE LA MUJER

La gran mayoría de las mujeres hispanas de mi generación crecimos con el estereotipo de la mujer "típica", es decir, mujeres buenas, sumisas, sensibles, susceptibles, calladas, sacrificadas y abnegadas. Desde pequeñas se nos enseñó a "luchar" por ser aceptadas. Frecuentemente escuchábamos frases como "Si te pones un vestido bonito tu papi va a estar muy contento", "Si haces lo que te dice tu papá, él te va a querer mucho", "Si juegas con tus muñecas eres una niña linda". Debía existir un intercambio de nuestras acciones por el afecto y la aceptación del hombre. Pero quizá en nuestro interior nosotras deseábamos con todas nuestras ganas ponernos pantalones en lugar de vestidos, no hacer lo que nuestro papá quería sino lo que queríamos nosotras mismas y jugar con los coches de carreras de nuestros hermanos y no con nuestras muñecas. Pero sabíamos que si no hacíamos lo que se nos "pedía" no recibiríamos a cambio la aprobación de los padres que es tan deseada por los hijos principalmente durante los años de crecimiento.

Muchas mujeres de mi generación fueron educadas haciéndoles creer que no eran capaces de cuidarse solas, ni de mantenerse o poder sobrevivir por ellas mismas. Todavía existían fuertemente las ideas de que las mujeres eran incapaces de pasar una vida sin la compañía de un marido, incapaces de decidir el no querer tener hijos e incapaces de ser personas autosuficientes. Por estas y otras razones las mujeres debíamos aprender a cumplir con nuestras funciones hogareñas y sociales para poder llegar algún día a ser "dignas" del amor de un hombre y de la responsabilidad de una familia.

Todas estas presiones sociales han contribuido a que en la actualidad la mujer moderna pase largos años de su vida intentando complacer a los demás, aceptando ciegamente los valores y los esquemas preestablecidos mientras comienza a navegar en ese mar de búsqueda constante para encontrar su verdadera felicidad. Por medio de mi búsqueda les puedo asegurar que no hay mayor felicidad que la de liberarse de los estereotipos creados por la sociedad, formando un criterio y una forma de vida propios.

Todos los seres humanos poseemos una gran variedad de valores innatos. Aunque hayan sido oprimidos o reprimidos durante toda una vida, ahí están esperando la oportunidad de florecer. Amor, paz, sabiduría, alegría, felicidad, júbilo y emoción por la vida son tan solo algunos de esos valores, los cuales deben ser rescatados del interior de cada ser humano para ser utilizados como herramientas para una vida más plena.

ACTITUD PASIVA COMO RESULTADO
DE UN APRENDIZAJE

A pesar de que culturalmente se le ha enseñado a la mujer que sus opciones son limitadas dentro de la sociedad, la realidad es que las opciones de este maravilloso universo no tienen límite. Además de no tener límite, el universo no se fija en el sexo, es decir, las personas tenemos una cantidad ilimitada de opciones sin importar si somos hombres o mujeres. Cada ser humano debe ponerse en contacto con su sabiduría interior y recorrer su camino espiritual tanto para su crecimiento propio como para el beneficio de la humanidad. Una vez que la mujer ha entendido que la actitud pasiva o victimaria es el resultado del aprendizaje adquirido especialmente durante la niñez, debe poner un alto y reprogramar su aprendizaje. La mujer de hoy en día debe tener la obligación moral de enseñar con el ejemplo a las nuevas generaciones que eventualmente poblarán el planeta. Cuando esto se lleve a cabo, las chicas vivirán con una actitud más de guerreras que de víctimas si desde pequeñas se les desarrolla su autoestima y se les enseña a ser independientes. De la misma manera, los hombres del futuro crecerán aprendiendo a respetar, honrar y venerar a la mujer desde su infancia.

El despertar de los seres humanos a este fascinante mundo de la superación personal va en aumento cada día, lo cual permite con mayor facilidad derribar estereotipos establecidos por entidades autoritarias y entender que la vida se debe de vivir de acuerdo al despertar de la conciencia. Ha llegado el momento de dejar atrás la victimización de la mujer para dar paso al renacer del espíritu libre e ilimitado que todas llevamos dentro. En este renacer no existe espacio para el miedo, la incertidumbre, la duda y la sumisión. Las guerreras de hoy en día saben que no necesitan ser agresivas para ser escuchadas y saben equilibrar la fuerza y la sutileza creando una situación armónica que las conduce al éxito personal.

LAS VÍCTIMAS MÁS FRECUENTES

Dentro de las víctimas más frecuentes en nuestra sociedad encontramos a aquellas mujeres que aguantan matrimonios dolorosos "por el bien de los hijos". Víctimas que viven en una relación de desamor o abuso de la cual no se salen, principalmente, porque no se creen capaces de salir adelante económicamente sin el apoyo de sus maridos. Mujeres sufridas que creen que deben amar a aquellos hombres con quienes viven, a quienes cuidan y veneran más que por convencimiento propio por dependencia económica o social. Mujeres que aceptan su papel secundario por falta de autoestima o de seguridad en ellas mismas. Mujeres que deben aprender a amarse ellas mismas primero y después a los demás.

Yo personalmente viví una situación de este tipo con mi primer marido. Me casé muy joven con un muchacho del que no estaba enamorada, pero ahora sé que lo hice en parte para complacer a mi familia y en parte porque no quería seguir siendo virgen y la única manera que me sería permitido tener relaciones sexuales era casándome. Como conté anteriormente, durante mi adolescencia tuve un noviazgo con un chico al que amaba, según yo, "más que a mi vida", pero al que mi padre no aceptaba. La razón principal que mi padre tenía para oponerse a nuestra relación era "la diferencia económica entre nuestras familias". Con ese pretexto me hacía la vida prácticamente imposible pues únicamente podía verlo a escondidas, lo cual generalmente hacía con el apoyo clandestino de mi madre y el temor a ser descubierta y castigada.

DECISIÓN EQUIVOCADA

Cuando terminamos la relación me encontraba muy triste y vulnerable y estaba pasando por una época difícil y de muchos cambios: estaba viviendo en un nuevo país pues mis padres me habían enviado a San Antonio, TX, a estudiar en una nueva universidad. Por primera vez en mi vida estaba lejos de mi casa y dormía en el dormitorio universitario, lo que me permitió hacer nuevas amistades. La decisión de nuestra mudada a los Estados Unidos fue intempestiva por lo que me sentía muy triste, muy sola y sobre todo muy desprotegida. Para aumentar el estrés del cambio, a los pocos meses y por intrigas que ya mencioné con anterioridad, terminé con mi gran amor. Unos meses más tarde empecé a salir con el que fuera mi primer marido, en parte para pasar el rato, en parte para provocar celos de mi ex novio y en parte para complacer a mi abuelito. Como era el hijo de unos grandes amigos de mi familia el trato de mi padre hacia él era totalmente diferente al que había tenido con mi entonces ex novio. Yo me sentía complacida y a gusto con la situación pues era la primera vez que podía montar en el auto de "mi novio" sin tener que ir escondida o atemorizada de que me viera mi papá, me diera uno de sus usuales y humillantes sermones y me castigara. Las visitas de mi novio a mi casa los fines de semana que manejaba hasta Laredo a visitar a mis papás eran permitidas y de vez en cuando salíamos solos al cine, algo que con mi novio anterior nunca había sucedido. Es difícil encontrar la razón exacta de ciertos comportamientos humanos, pero diversos estudios demuestran que los hijos por lo general tienen el deseo de agradar a los padres en esa constante búsqueda de su aceptación y aprobación. Como parte de mi aprendizaje he aprendido a reconocer y a aceptar que precisamente esa situación tuvo mucho peso para que yo tomara la decisión de casarme esa primera vez.

Una vez casada comenzó la tortura desde mi luna de miel cuando durante nuestra segunda noche de casados se llevaron arrestado a mi marido por supuesta posesión de drogas dentro de la discoteca en la que estábamos celebrando con varios amigos. Hasta ese entonces yo nunca había visto ni una sola droga ni sabía siquiera cómo se consumían y nunca me hubiera imaginado que él las consumiera o las tuviera. Había sido una muchacha sumamente chapada a la antigua, por eso mismo a mis veintiún años de edad me había casado virgen. Esa noche fue el inicio de la vida de abuso y sufrimiento que viví a su lado y que comenzó el segundo día de matrimonio. Primero fueron los golpes que tuvieron lugar esa misma noche en el hotel, pero los maltratos y abusos físicos continuaron escalando poco a poco. Comenzaron como pequeños empujones y jalones, pero al poco tiempo se convirtieron en golpes a puño cerrado que incluso llegaron a agujerear la pared de nuestro apartamento. Vivía paralizada por el miedo. Con su afán de control me tenía amenazada con el hecho de que si lo acusaba con mi familia además de negarlo todo haría que alguno de los rufianes de sus amigos golpearan o mataran a alguno de mis hermanos. Estaba sumamente desesperada y no sabía cómo escapar. Cuando trataba de confiar en mi madre o en mis hermanos, él negaba todo y se las ingeniaba para hacerles creer que la víctima era él pues yo no cumplía con mis "deberes" de esposa. Me acusaba de descuidarlo como mujer por haber elegido trabajar como reportera en una estación de televisión en lugar de ser exclusivamente ama de casa. Era increíblemente humillante para mí el ver cómo se burlaba de mi madre y mis hermanos haciéndoles creer su historia y creando dudas sobre mí. Incluso una vez mi padre nos llamó a su casa para hablar de la situación y entre él y mi ex marido no hicieron más que regañarme por ser una mala esposa al preferir trabajar fuera de mi casa "persiguiendo policías" como reportera que cuidar de mi hogar y de mi marido como "debía" ser.

Ese día no hicieron otra cosa que hablar mal de mí, y sus comentarios hirientes y despectivos me hicieron sentir muy mal pues yo simplemente quería ser una persona útil para la sociedad. Durante mi matrimonio vivía con miedo constante, no solamente de él sino también tenía miedo al rechazo de mi familia. Pasé largas horas de angustia y desesperación tratando de encontrar la manera de hablar con mi abuelito acerca de la situación que estaba atravesando. Yo pensaba que a pesar de todo, él sería el único que quizá me entendiera y apoyara. El problema que tenía era que él vivía en México y para poder hablar con él personalmente debía esperar a que fuera de vacaciones a San Antonio, TX, en donde yo vivía. Dentro de mí pensaba que a pesar de sus creencias conservadoras y cerradas podría creer mi historia. Necesitaba confiar en él y hacerlo entender que no podía seguir viviendo en esas circunstancias porque algún día terminaría matándome.

Pasaba largas noches preocupada por la reacción que tendría cuando le contara mi situación pues antes de mi boda me había repetido hasta el cansancio que "en nuestra familia no existía la palabra divorcio". Durante un año y medio fui víctima de abuso por parte de mi ex marido y vivía presa del miedo de que cumpliera alguna de sus amenazas y perjudicara a mis hermanos. Durante los últimos nueve meses de casada dormí sola en el cuarto de huéspedes reforzando la puerta de la habitación con una silla. Me había mudado a ese cuarto por miedo a su violencia y porque verdaderamente sentía repulsión hacia él. Finalmente, después de una noche que comenzó jalándome el pelo y culminó con él violándome, escapé por la ventana del baño después de una brutal golpiza. Afortunadamente, ese día mis abuelitos habían llegado a su casa de San Antonio, así que caminé hasta ella, toque la puerta, abracé fuertemente a mi abuelito sin poder parar de llorar y entre con él a su casa. Estando ahí dentro me preparó una taza de te caliente, me pidió que me tranquilizara y que le explicara mi situación detalladamente. Junto con la explicación que le di le enseñé los golpes en mi cuerpo y le pedí que me apoyara para alejarme de mi marido.

Afortunadamente esa noche tomé la decisión de escapar pues de lo contrario quizá no estaría aquí escribiendo este relato, la violencia doméstica es la principal causa de homicidios entre las parejas. Me di cuenta de que era muy joven como para seguir viviendo de esa manera y decidí enfrentar a mi familia, romper estereotipos y salir de una situación dañina y peligrosa para mí. En ese momento en mi interior surgió la fuerza de la guerrera que todas llevamos dentro y decidí enfrentar al mundo si era necesario con tal de alejarme de mi ex marido y sacarlo para siempre de mi vida.

FALTA DE AUTOESTIMA

La mujer que es víctima muchas veces acepta una relación abusiva porque no se valora lo suficiente. No sabe poner límites. Uno de sus principales problemas es la falta de autoestima y de confianza en sí misma. El miedo le impide actuar. No sabe protegerse y se siente culpable del mal funcionamiento de la relación. Mientras que la guerrera saca fuerza y coraje de sus entrañas y aprende a delinear límites. Confía en sí misma y se da cuenta de que la persona más importante en su vida es ella misma. Acepta sus responsabilidades y busca su camino mientras que la víctima sigue el camino trazado por sus predecesoras. La guerrera toma decisiones fuertes referentes a su vida mientras que la víctima tiene miedo de tomar decisiones quedándose como resultado en la misma situación de sufrimiento. Aunque la guerrera sienta miedo no se acobarda, abre puertas, encuentra salidas y enfrenta los problemas. Sabe que amarse a sí misma no significa ser egoísta.

Dentro de nuestra comunidad es frecuente conocer a mujeres que viven interpretando su papel de víctimas. Mujeres que padecen de un dolor de muelas o de un resfriado y se aguantan "valientemente" porque no hay plata para visitar médicos ni tiempo para tomar descansos. Mujeres que padecen de una gripe, un dolor de espalda o una migraña pero que no dejan de cumplir diariamente con sus deberes de la casa porque sin su trabajo "nadie sobreviviría". Mujeres que piensan que son indispensables ya que ni sus hijos ni sus maridos "sabrían" qué cocinar, cómo lavar los trastes o cómo limpiar la casa. Mujeres que no estrenan vestidos nuevos porque no les alcanza el presupuesto de la familia pero que sin embargo tienen hijos vistiendo ropa de marca compradas con ese mismo presupuesto familiar.

LA MUJER VÍCTIMA

En una de mis primeras conferencias de motivación a mujeres que atravesaban por el duro proceso de lucha contra el cáncer de seno, me di cuenta de que el papel de victimización dentro de nuestra comunidad hispana aún está muy arraigado. En esa ocasión me presenté ante un grupo de aproximadamente doscientas personas en Los Ángeles, California. Durante la charla me di cuenta de que la mayoría de las mujeres quería ser fuerte y luchar por salir adelante pero al momento identifique a unas cuantas que preferían morir representando a la perfección su papel de víctimas.

Ese día me llamó mucho la atención una mujer llamada Margarita que tenía aproximadamente unos cuarenta años de edad. Cuando tomó el micrófono para hablar conmigo ante el auditorio lo primero que hizo fue decir que ella "era una mujer muy valiente y que no había derramado ni una sola lágrima desde que la habían diagnosticado con cáncer". Nos contó que estaba haciendo lo que los médicos le indicaban "por su familia" pues ellos le pedían que se curara ya que "no sabrían vivir sin ella". Nos dijo que había optado por no hacerse la cirugía reconstructiva porque eso representaba un gasto muy grande y no podía permitirse utilizar el dinero de la familia en sí misma. Una de sus hijas pronto se casaría y estaban ahorrando para su boda. Otra de sus hijas iría a la universidad el año siguiente y debían ayudarla con sus estudios. Su hijo trabajaba y estudiaba pero acababa de comprar un auto nuevo por lo que debían apoyarlo económicamente con la mensualidad. Cada frase que decía reflejaba más su postura de víctima pues anteponía las necesidades de toda su familia a las suyas. Erróneamente, todas esas "prioridades" eran únicamente materiales, no se daba cuenta de que su bienestar físico y emocional debía ser su prioridad principal. Margarita como tantas mujeres no sabía que todas esas "prioridades" que desplazaban su bienestar actuaban también como excusas para no concentrarse en sí misma, para dejarse consumir y, muy en el fondo de su corazón, poder culpar a otros de su situación. Margarita vivía muy bien su papel de víctima sin darse cuenta de que al hacerlo estaba afectando su bienestar. Ella quería hacerse una reconstrucción para sentirse mejor y, sin embargo, prefería invertir el presupuesto familiar en cosas tangibles para sus hijos. Sus prioridades estaban mal encaminadas pues como he dicho anteriormente si una persona no está bien consigo misma en el fondo no puede estar bien con los demás.

Como le expliqué al auditorio ese día, para mí es muy difícil entender y aceptar este tipo de comportamiento porque la victimización es un gran obstáculo para el crecimiento espiritual del ser humano. Desafortunadamente los cementerios están llenos de mujeres que representaron tan bien su papel de víctimas que prefirieron ahorrar el dinero del médico o de los tratamientos y cuando intentaron curarse ya era demasiado tarde para hacerlo.

AMARSE A UNO MISMO

Margarita, como muchas otras mujeres, no había entendido que cuando uno quiere vivir plenamente debe amarse primeramente a uno mismo. Mientras la escuchaba hablar ante ese auditorio me invadió una ola de compasión hacia ella pues detrás de esa coraza de aparente fuerza existía una mujer débil, sola y confundida que no sabía siquiera cómo valorarse a sí misma. La víctima queda eternamente amarrada en el proceso de duelo y lástima tanto por sí misma como por su situación. Sabe que tiene un problema, llora y se angustia por él a escondidas pero no decide enfrentarlo sino que se deja envolver en el mismo. No comparte su dolor con sus seres queridos ya sea por miedo a ser rechazada o por temor a perder su cariño.

La guerrera hace una diferencia entre su bienestar y el de su familia y entiende que para que su hogar funcione bien primero es ella la que tiene que estar bien. La guerrera comparte su dolor no con afán de causar lástima sino para tomar fuerza del amor de quienes la rodean. Las guerreras de hoy en día pueden ser comparables a las heroínas mitológicas del pasado, aquellas diosas o amazonas que defendían a sus países, a sus reinados o a sus familias contra todo mal. Mujeres que protegían lo suyo pero sin descuidarse a sí mismas. Una de mis guerreras favoritas es la diosa nórdica Freyja, diosa del amor, la pasión, la celebración, la belleza y la fertilidad. Era considerada la diosa de la magia femenina y siempre estaba preparada para utilizar sus fuerzas mágicas de mujer si lo consideraba necesario. Era una extraordinaria guerrera que luchaba por las almas caídas y que, según se dice, visitaba frecuentemente el cielo para traer profecías a la tierra. Con ella se ejemplifica la fuerza de la guerrera y la sutilidad de la feminidad. Cuenta la leyenda que para llevar a cabo su papel de diosa guerrera y luchadora, viajaba entre los cielos y la tierra en un carruaje impulsado por unos felinos extraordinarios que utilizaban el arco iris como puente entre los dos mundos. Freyja no tenía miedo de su sexualidad ni de su feminidad, por el contrario, se dice que en sus senos albergaba la joya de la felicidad.

NADIE ES INDISPENSABLE

Me parece que en algún momento de nuestras vidas la gran mayoría de las mujeres nos hemos llegado a sentir "indispensables", y sí lo somos pero para nosotras mismas, para nadie más. No importa cuánto nos amen los hijos o los padres ni cuánto nos digan los maridos que sin nosotros no vivirían, la realidad es que el mundo sigue y seguirá adelante con o sin cada una de nosotras. Lo importante de la vida es encontrar el valor personal de cada ser humano para poder dejar una marca única en el planeta, para que el día que nos toque el momento de partir lo podamos hacer con una sonrisa en el alma.

Como mencioné anteriormente, cuando me diagnosticaron cáncer de seno por primera vez fue en un estado tres: muy avanzado. Los médicos no me daban muchas esperanzas de recuperación pues temían una metástasis, es decir, la propagación del cáncer en mi cuerpo. A pesar de que estaba muy asustada no me daba miedo la muerte en sí. Me aterraba el dejar a mis dos hijitos, que en ese entonces tenían siete y ocho años de edad, huérfanos de madre ya que en ese momento ellos dependían completamente de mí. Al ser una madre divorciada aprendí a desempeñar las funciones de padre y madre a la vez pues era el sustento económico de mi hogar. Estaba segura de que si me moría en ese momento mis chiquitos crecerían totalmente desamparados y confundidos. Me sentía tan indispensable que no creía que hubiera un solo ser humano en el planeta capaz de educar y criar a mis hijos como yo lo pudiera hacer.

Aunque sé que su amor incondicional durante mi lucha por restablecer mi salud fue el motor que me impulsó para vencer la enfermedad, entendí como parte de mi proceso de aprendizaje que no soy indispensable. Ni siquiera para mis hijos. Si yo hubiera muerto ellos habrían estado tristes pero eventualmente se hubieran repuesto y, de igual manera, hubieran seguido creciendo. Sé que nos une un lazo de amor eterno y sumamente fuerte y poderoso, pero ahora estoy consciente de que si hubiera fallecido ellos habrían salido adelante sin mí. Durante los últimos años de mi vida he comprendido que el desapego es una de las principales lecciones que venimos a aprender los seres humanos a este planeta. El desapego de los cariños y los afectos es tan solo un eslabón más de la cadena de aprendizaje de la vida, a pesar de que es uno de los más difíciles de poder superar.

La víctima sufre y utiliza su sufrimiento para atraer personas a su alrededor que se compadezcan de ella, la acompañen en su proceso de dolor y la cuiden. La guerrera utiliza su dolor para generar fortaleza. Sabe estar sola con sí misma pues comprende la necesidad de reabastecer sus propias energías. Entiende la diferencia entre estar sola por decisión propia y vivir en soledad. En momentos de dolor sabe buscar protección pues está consciente de que es un ser vulnerable y recibe la mano amiga con sinceridad y alegría.

CREENCIAS ERRÓNEAS

En cuestiones del corazón existe una gran variedad de mujeres víctimas ya sea por creencias programadas o adquiridas. Desde pequeñas se nos llena la cabeza con fantasías e historias absurdas, cuentos de princesas encantadas, castillos fastuosos y opulentos y príncipes que invariablemente nos "rescatan" para llevarnos a una vida feliz. En la mayoría de los cuentos la princesa es bonita, pero frágil e indefensa, y el príncipe es guapo, fuerte y un héroe. Y así es precisamente como crecemos, imaginando y soñando que en nuestra edad adulta tendremos la fortuna de encontrar al tan mencionado príncipe.

El problema que encuentro con esos cuentos es que, inconscientemente, están dejando una huella en las niñas, haciéndoles creer que deben esperar a que llegue el príncipe para poder vivir en su castillo. Afortunadamente los tiempos van cambiando y con ellos también la manera de la mujer (y del hombre) de ver el mundo y sus componentes. Aunque confieso que durante muchos años yo crecí esperando que llegara mi príncipe encantado a "rescatarme", hasta el momento de escribir este libro aún no ha llegado. Por fortuna eso no me ha impedido el vivir una vida plena y rica en amor con sus desengaños amorosos habituales. Aunque me costó varios años de trabajo y lucha interior el romper con la programación cultural y tradicional de lo que "debía" de ser una mujer, finalmente pude forjar mi propia definición de lo que para mí significa ser una verdadera mujer y vivir como tal.

Mi realidad como la de tantas otras mujeres ha sido muy diferente a la que imaginé en mis años de infancia y adolescencia. A pesar de los convencionalismos tradicionales de mi familia, preferí quedarme sola con mis hijos desde pequeñitos que seguir al lado de un mal marido. Decidí no hacer el papel de mujer víctima y afrontar primeramente a mi familia (pues era mi segundo divorcio en una familia en donde "el divorcio no existía") y seguidamente a la sociedad. A pesar de que vivía en los Estados Unidos, una mujer latina divorciada no era tan común hace diez años como lo puede ser hoy en día. Pero al haber tomado la decisión, salió la guerrera que llevo dentro y abrió caminos, luchó muy duro y hasta el momento pudo sacar adelante a sus hijos. Aunque no ha sido un camino fácil, sí ha sido un camino lleno de bendiciones y de recompensas.

SEGUNDO INTENTO

Con mi segundo marido, el padre de mis hijos, tuve una relación de diez años. Me casé con él ilusionada de que "alguien" me diera la oportunidad de formar una familia. Después de mi primer divorcio, mi abuelito tuvo varias conversaciones muy serias conmigo en las que invariablemente me recalcaba lo difícil que sería para mí que algún hombre volviera a interesarse en mí. De acuerdo a sus creencias, una mujer divorciada era algo así como una mujer defectuosa o de segunda clase. Estaba realmente convencido de ello. Como resultado del amor y la admiración tan grande que yo sentía por él, sus teorías machistas y anticuadas tuvieron una gran influencia en mí. A veces yo misma me sentía incapaz de volver a encontrar a un hombre digno por considerarme no merecedora de ello. Por eso mismo inconscientemente yo saboteaba las posibles relaciones. Una de las primeras cosas que me atrajo de mi segundo marido fue el hecho de que a él no le preocupaba en lo más mínimo el que yo fuera divorciada. Es más, tampoco le interesaba saber mi historial de relaciones íntimas y, hasta cierto punto, encontraba un poco absurdo el que hubiera esperado hasta mi noche de bodas para haber tenido relaciones sexuales por primera vez. Por otra parte tampoco le parecía que mi marcado acento en inglés era un obstáculo para iniciar una relación. En ese entonces yo tenía veinticuatro años de edad y ya me había mudado a vivir a Los Ángeles, California, al haber conseguido un excelente trabajo como presentadora del noticiero local de la cadena Univisión. Era la primera vez que me valía por mí misma y vivía sola en un apartamento localizado en una ciudad muy lejos de mi familia pues, anteriormente, me había ido del hogar paterno a la casa de mi primer marido. Contrario a mí, él tenía treinta y ocho años de edad y había vivido solo desde los dieciocho en un sinfín de ciudades por todo el país. Yo soy mexicana de una familia muy conservadora y él americano sin muchos prejuicios. Su manera de ver la vida, sus valores y sus principios son totalmente diferentes a los míos y precisamente por eso como dice el refrán "los polos opuestos se atraen". Cuando lo conocí yo era una muchacha insegura pues se me había hecho creer que por el hecho de ser divorciada se me catalogaba prácticamente de "mujerzuela". Yo verdaderamente creía que él me estaba haciendo "un favor" al aceptarme así, "defectuosa", como decía mi abuelo. Contra toda expectativa familiar cuando llevábamos aproximadamente seis meses de relación decidimos mudarnos a vivir juntos por conveniencia más que por otra cosa. Debido a mi trabajo yo tenía una vida social muy agitada ya que frecuentemente tenía invitaciones a cenas y actividades sociales. Por lo general él me acompañaba y para no tener que regresar manejando hasta su casa que quedaba como a 40 minutos de la mía se quedaba a pasar la noche en mi apartamento. Los primeros meses fueron una lucha constante entre lo que "debía" hacer y lo que "quería" hacer y aunque no quisiera eso me causaba más inseguridades. Nuestros amigos y conocidos sabían que nos habíamos mudado juntos, pero durante mucho tiempo se lo ocultamos a mi familia lo cual no fue difícil pues vivían en otro estado. A pesar de vivir contenta con mi decisión, muchas veces me invadía el miedo y la incertidumbre. Estaba actuando de acuerdo a lo que yo quería pero pesaba muy fuerte lo que me habían inculcado desde pequeña.

La ingenuidad e inocencia fueron las bases de mi relación y quizá por eso mismo al cabo de unos años la relación no funcionó. De todas maneras, me di una segunda oportunidad y no me arrepiento de haberlo hecho especialmente porque gracias a esa relación tuve el privilegio de tener a mis dos hijos.

Con el tiempo aprendí que el valor de la mujer no se mide por lo que las otras personas piensan sino por lo que cada quien piensa de uno mismo. Es importante entender que somos mujeres maravillosas e íntegras gracias a nuestro ser interior y no a nuestra apariencia. Y valemos como tales así hayamos tenido uno o cinco maridos pues nuestro valor no se determina en base a nuestras relaciones con el sexo opuesto sino a nuestra integridad.

La mujer víctima sufre al aceptar las imposiciones y creencias culturales y familiares pero tiene miedo de hablar por ser rechazada por sus seres queridos. Tengo varias conocidas que han vivido o viven situaciones matrimoniales similares a las mías pero que no han tenido el valor de enfrentar a sus familias para vivir sus propias vidas. La mujer guerrera no busca la aprobación de nadie más que de sí misma, establece sus propias reglas y rige su vida por convicción propia y no por temor ni por enseñanzas ajenas. Aunque para llegar a ese estado se tengan que atravesar algunas penas. La guerrera sabe que, al final de cuentas, las personas que la quieren verdaderamente seguirán queriéndola y aceptándola tal y como es. Mientras que la víctima teme escandalizar o desilusionar a sus seres queridos, la mujer guerrera lucha por sus ideales y en su camino las críticas y los juicios no tienen cabida. Forja su vida siguiendo las convicciones que desde sus entrañas siente correctas. Y al seguir así su vida sabe lo que significa verdaderamente el ser mujer.

SENTIMIENTO DE CULPA

Personalmente me tomó muchos años aprender a liberarme del sentimiento de culpa que genera el romper con los "valores" y las "tradiciones" familiares o culturales, pero poco a poco lo he ido logrando. La víctima se queda en relaciones infelices por presiones culturales o familiares. La guerrera aprende a distinguir entre lo que la familia opina y lo que ella opina. Mientras que la víctima ofrece estabilidad, la guerrera provoca fuertes oleajes.

En lo que va de mi vida me he topado con un sinfín de mujeres víctimas que sacrifican su felicidad por miedo a quedarse solas. Lo que no llegan a comprender es que a veces viven una vida de soledad aun al estar acompañadas. Mujeres de todas las clases y razas, inteligentes y trabajadoras, pero mujeres llenas de miedo a vivir su vejez sin compañía. Durante muchos años e incluso hasta mediados del siglo pasado, las mujeres solas eran consideradas una carga para las familias. Eran esas solteronas que tenían que vivir en la casa de algún familiar y que, por lo general, a cambio de techo debían ayudar con las labores domésticas de la casa en la que estuvieran "recojidas". No se asimilaba el hecho de que una mujer pudiera vivir sola y no necesitara de un hombre o de su propia familia para su supervivencia. Afortunadamente los tiempos van cambiando y hoy en día las mujeres hemos logrado una gran evolución a ese respecto. No sólo es bien aceptado el vivir sin un compañero, hoy en día somos nosotras mismas las que tenemos la posibilidad de elegir si queremos tener o no dicho compañero a nuestro lado. Si compartimos nuestra vida con alguien debe de ser por decisión propia y no por obligación ni por imposición. Las mujeres sabemos trabajar, mantenernos y disfrutar tanto solas como acompañadas. *Si estamos en compañía es por elección y no por obligación.* En la actualidad una mujer puede tener una o varias parejas sexuales si así lo desea y aunque muchos la critiquen o se escandalicen, ella puede seguir viviendo y disfrutando de una vida plena y feliz si así lo quiere. La víctima no entiende que es ella la que vale la pena en la relación y la que determina si tiene o no la relación. La guerrera sabe que puede vivir, disfrutar, crecer, enriquecerse tanto estando sola como estando acompañada. Entiende que depende de ella la elección de cuándo y con quién compartir un trayecto en su vida.

TRADICIÓN Y FALTA DE CONOCIMIENTO

Desafortunadamente aún hoy en día los principios de victimización de la mujer dentro de nuestra sociedad están muy arraigados tanto por tradición como por falta de conocimiento. Son miles las mujeres víctimas que aceptan cualquier problema o enfermedad "por el bien de la familia" o "porque Dios quiere que yo pase por esto". Son sacrificadas, sufridas, anteponen a los demás antes que a ellas mismas y asumen su papel de víctimas pensando que de lo contrario no van a ser amadas o aceptadas. Ellas mismas se ponen en un segundo plano pues para ellas primero están los demás. No se dan cuenta que al hacer esto están dando el mensaje equivocado tanto a sus familias como a la sociedad pero sobretodo a sus hijos que crecerán siguiendo el ejemplo del patrón aprendido en casa.

A nosotras las mujeres se nos debe amar por quienes somos, por nuestra esencia, por ese ser maravilloso que vive dentro de nuestros cuerpos. Somos seres únicos que debemos ser veneradas principalmente porque poseemos la capacidad innata de dar vida, por nuestra esencia femenina. Aún hoy en día dentro de la cultura maya los indígenas veneran a dos seres por sobre todas las cosas: primero al Dios creador del universo y segundo a la madre, creadora de la vida en el planeta tierra. Así, con esa misma devoción debemos enseñar a nuestras familias a amarnos y a respetarnos porque somos dignas de ello. Las mujeres de hoy en día debemos aprender a dejar atrás nuestro papel de víctima aunque eso sea lo que hemos aprendido en nuestra infancia. Actualmente debemos saber con pleno convencimiento que dentro de todas nosotras existe una guerrera que a veces lo único que está esperando es la oportunidad de salir a florecer. Las guerreras de hoy en día son aquellas mujeres que luchan con dignidad y valentía por hacer valer sus derechos y por defender sus principios e ideales. Esos principios e ideales que han asumido por convencimiento propio y no por tradición cultural. Las guerreras de hoy ven de frente al miedo y lo apartan de su camino como quien desenvaina su espada lista para atacar. Las guerreras de hoy sacan fuerzas de sus entrañas, apartan a sus enemigos y viven la vida siendo un ejemplo de fortaleza, dignidad, valentía y feminidad.

CAPÍTULO OCHO

Cuando un ser querido se va

MUERTE ES UNA palabra que en el mundo cotidiano occidental por lo general se trata de evitar. Es tan fuerte su connotación que cuando llega de una manera inesperada incluso se le califica de una "tragedia" o una "desgracia". En realidad, la muerte del cuerpo físico es simplemente un proceso natural. Uno de mis maestros un día me comentó "que el mundo es como una posada en donde todos los inquilinos viven por un período de tiempo simplemente como viajeros". Una de las grandes interrogantes de hoy en día es ¿por qué en la cultura occidental se le teme tanto a la muerte?

Desde el momento en que el ser humano nace, lo único que tiene seguro es que eventualmente va a morir. De la muerte física nadie se escapa pues se llega a ella atravesando un período de tiempo llamado vida. La manera en la que moriremos o la razón por la cual morimos en un determinado momento la conoceremos precisamente el día en que termine nuestro tiempo en esta vida terrenal. Cuando ese momento llegue quizá sean nuestros parientes y amigos los que hablen, discutan y platiquen acerca de nuestra muerte. Sería preferible que en lugar de lamentar la partida pudieran celebrar con júbilo la vida de quien se ha marchado.

Pero, mientras las celebraciones o las lamentaciones se llevan a cabo, el alma o el espíritu de quien ha partido está siguiendo la luz que guía el ascenso al otro mundo o plano existencial. Podemos imaginar que el cuerpo humano es como el capullo que encierra la mariposa la cual en el momento de morir se echa a volar. En realidad no importa de qué manera se muere pues la muerte física es simplemente una transición inevitable hacia otro plano existencial, lo que es realmente importante es de qué manera se vive la vida hasta que llega el momento de partir.

SINTIENDO QUE EL FIN ESTÁ CERCA

El primer martes de diciembre de 2004, me llamó por teléfono mi abuelito, Papá Grande, a media mañana. No era raro que lo hiciera pues le gustaba llamarme desde su oficina porque ahí tenía privacidad ya que mi abuela y mis tíos eran bastante celosos de nuestra relación y Elenita, su secretaría, era nuestra "cómplice". Estuvimos hablando un largo rato y le conté detalladamente lo confundida que me sentía en ese momento ante los problemas económicos y de salud que se me seguían presentando. Como era su costumbre me escuchó pacientemente y con ese cariño tan inmenso que me tenía me habló sabiamente de la vida. Me contó situaciones similares a las mías por las que él había atravesado durante su juventud reiterándome que la perseverancia y la determinación al final de cuentas siempre conducen al éxito.

Por alguna razón que en ese momento no entendí ese día me habló de la importancia de mantener a mis hijos como prioridad en mi vida. Me insistía en no dejarme agobiar ni deprimir por situaciones financieras que eventualmente se resolverían. Me recalcó más de una vez que "a las muchachas honestas, buenas y trabajadoras Dios siempre les tiende la mano". Me dio ánimo y fuerzas para no darme por vencida pues estaba un poco deprimida con tantos obstáculos que se me atravesaban. Sentí que la conversación tomaba un matiz más profundo de lo normal y me di cuenta de que con cada frase me daba una consejo. Charlamos durante casi una hora y antes de despedirnos me repitió varias veces que me quería y me insistió en que recordara que por muy difícil que viera el panorama tuviera la absoluta certeza de que de alguna manera la luz me alumbraría. Al colgar el teléfono me quedé sentada por un largo rato viendo hacia el infinito y tuve la extraña sensación de que mi abuelito se estaba despidiendo de mí.

LA TEMIDA NOTICIA

Transcurrió la semana y no le di mucha importancia a ese pensamiento hasta que el viernes me llamó por teléfono Elenita su secretaria para informarme que mi abuelito había sufrido una embolia mientras dormía y estaba en estado crítico en un hospital en la Ciudad de México. La noticia me cayó como un balde de agua fría pues al instante recordé mi presentimiento y me entró una profunda tristeza. Sabía que moriría y me quedaría sola sin él. Me quedé inmovilizada llorando por un rato pues sentía que había llegado el momento de despedirme del ser que más apoyo, amor, cariño, ayuda y consejos me había dado durante toda mi vida. Había que afrontar la situación y quería tener el privilegio de llegar a su lado para despedirme como le había pedido tantas veces a mi Ser Superior mientras rogaba con devoción absoluta que mi abuelito no sufriera mucho físicamente. Al mismo tiempo pedía valor y fortaleza para afrontar su partida de una manera digna y con entereza como a él le gustaría que lo hiciera aunque sabía muy bien que no sería fácil hacerlo.

Mi Papá Grande le tenía miedo a la muerte. Formó parte de una generación en la que se evitaba hablar de ella y realmente no era una persona ni muy espiritual ni muy religiosa. Acudía a la iglesia cuando había bodas o compromisos pero fuera de eso no era un gran practicante. Quería mantenerse aferrado a la vida a toda costa y varias veces durante sus últimos años se libró de la muerte por su gran determinación a seguir con vida y por no dejar sola a mi abuela. *Muerte* era definitivamente una palabra que evitaba en su vocabulario. Cuando yo se la mencionaba o simplemente tocaba el tema me pedía hablar de otra cosa porque acerca de la muerte no quería ni "pensar". Lo único que ocasionalmente me decía a ese respecto era pedirme que cuidara de mi abuelita cuando él ya no estuviera presente.

ESTANDO A SU LADO

Cuando finalmente llegué a su lado me sentí muy afortunada de estar junto a él y como aún era muy temprano por la mañana no había visitas en su cuarto. Estaba muy agradecida de poder compartir con él sus últimos momentos de vida en este plano terrenal pues aunque muchas veces lo había pedido lo consideraba un verdadero privilegio. Así que lentamente me senté a su lado y tomé su mano entre las mías. Le besé tiernamente la frente y le susurré cuanto lo quería. Al verlo postrado en esa cama solito aparentemente dormido mi supuesta fortaleza se derrumbó y no pude contener mi tristeza. Lloré en silencio pues no quería que él se percatara de mi dolor por verlo así. Me agaché a su lado, me abracé a su cuerpo y comencé a darle las gracias en voz baja por haber engrandecido mi vida con su presencia. Le agradecí por todo su amor, su dedicación, su protección, su paciencia y no pude evitar decirle también la falta tan grande que me iba a hacer. Claramente sentí que muy levemente me apretó las manos a pesar de que las enfermeras me habían dicho que se encontraba en estado de coma y supuestamente no reconocía ni oía nada ni a nadie. Dentro de mí percibí que a pesar de los resultados y las opiniones médicas y de que se encontraba en un estado inconsciente, mi Papá Grande sentía mi presencia. Supe instantáneamente que nuestras almas se habían conectado y que él se sentía feliz de tenerme a su lado y yo privilegiada de poder estar junto a él.

A partir de ese momento y durante los siguientes siete días no me despegué de su lado excepto por un rato en las mañanas cuando me iba a dar un baño y cambiar de ropa a su casa. Las noches las pasé junto a él intentando dormir en un sillón que hacía de cama pero, a decir verdad, eran mis horas favoritas pues únicamente estábamos los dos y la enfermera nocturna a quien constantemente le pedía saliera del cuarto para que nos dejera a solas. Quería aprovechar hasta el último instante de su vida para acompañarlo y hablarle y durante el día las interminables visitas de los familiares, amigos y conocidos lo hacían más difícil.

Las primeras noches que pasé con él su sufrimiento físico era intenso pues a pesar de estar inconsciente emitía gemidos de dolor. A mí me dolía ver cómo el miedo que le tenía a la muerte lo hacía agonizar lentamente al estar tan aferrado a la vida. Para mí era muy difícil ver cómo el ser al que yo tanto amaba sufría angustiosamente a pesar de estar inconsciente. Había momentos en que parecía que se ahogaba pues le faltaba oxígeno y tenían que venir los médicos o las enfermeras a hacerle un sinfín de procedimientos que lo ayudaban a volver a respirar. Yo percibía claramente su dolor, su angustia y su agonía así que, rompiendo estereotipos y dejándome guiar por la voz de mi alma y por mi intuición, comencé a hablarle con cariño y dulzura acerca de la muerte.

Tenía la necesidad de ayudarlo a aceptar que había llegado el momento de partir y quería darle la fortaleza necesaria y el apoyo incondicional para hacerlo. En parte sentía que de esa manera estaba retribuyéndole algo de lo mucho que él me había dado en vida: apoyo, comprensión y ternura. Durante todo el tiempo que pasé con él al final de sus días tuve la oportunidad de decirle mil veces cuanto lo amaba, cuanto lo quería, lo admiraba y lo respetaba y lo agradecida que le estaba por haberme hecho sentir como si fuera su hija desde que yo era chiquitita. Le hablaba recordándole anécdotas vividas y compartidas e invariablemente al recordarlas sentía cómo su mano apretaba la mía cada vez que le mencionaba algo especial que habíamos compartido los dos. Curiosamente en varias ocasiones llegó una paloma blanca a postrarse afuera de la ventana de su habitación lo que yo interpreté como una señal de la vida. Cuando le decía a mi abuelito que la paloma estaba nuevamente en la ventana, apretaba ligeramente mi mano y parecía que sonreía.

PERMISO PARA DEJARNOS

Después de cuatro o cinco noches platicándole en este monólogo que me brotaba del alma, me di cuenta de que poco a poco fue aceptando que había llegado su momento de partir y comenzó a serenarse. Incluso su rostro se transformó, adquiriendo un semblante de paz y tranquilidad. Además de los ligeros apretones de mano que me daba, empezó a hacerme señas moviendo ligeramente los párpados en un intento de darme a entender que me reconocía. Aunque no podía abrir los ojos, sí podía apretarlos en señal de comunicación conmigo. Las enfermeras se dieron cuenta de ello y estaban agradablemente sorprendidas pues me decían que podían sentir el amor tan grande que existía entre nosotros dos ya que con nadie más reaccionaba de esa manera. Sutilmente le fui dando "permiso" de marcharse intentando ayudarlo a sentirse en paz con él mismo para emprender su viaje a la luz.

Sin duda alguna, esas noches han sido las más especiales de mi vida pues aunque egoístamente hablando me abrumaba el dolor de saber que no estaría más a mi lado, me sentía increíblemente afortunada de tener el privilegio de acompañarlo en su partida. Aunque su muerte física representó un gran dolor emocional para mí, me atrevo a asegurar con toda honestidad que, a pesar del sufrimiento físico que sintió durante sus últimos días, mi Papá Grande murió serenamente. Al final de sus días llegó a asimilar y a aceptar su transición con una gran dignidad y valentía, tal y como había vivido su vida. Estoy plenamente convencida de que durante sus últimos días mi abuelito pudo transformar su miedo a la muerte en un sentimiento de paz y tranquilidad de espíritu con el que inició su trayecto a su nueva vida. Puedo afirmar con plena confianza que un grupo de ángeles vino a llevárselo al más allá pues con su último aliento le quedó marcada una pequeña sonrisa en los labios.

CRECER ESPIRITUALMENTE

Durante su vida, cada ser humano debe encontrar la manera de crecer espiritualmente, recordando continuamente que cada día es parte de nuestro proceso de aprendizaje. Mientras más se aprenda, cuando llegue la muerte física el espíritu partirá con mayor tranquilidad y paz. Es esencial procurar vivir de una manera plena para que cuando llegue ese momento la transición se haga con la absoluta satisfacción de haber sido la persona que se estaba destinada a ser; habiendo amado y vivido a plenitud; habiendo disfrutado de la vida; habiendo crecido espiritualmente; habiendo adquirido conciencia del potencial de la mente, del cuerpo y del corazón; habiendo utilizado la vida propia como ejemplo y habiendo alcanzado el más alto nivel de integridad, compasión y nobleza que un ser humano puede obtener.

De acuerdo a los estudios científicos el proceso natural del ser viviente es el de nacer, crecer, reproducirse y morir. De acuerdo a la divinidad, el ser humano tiene un papel específico que cumplir durante su visita a la Tierra, que sigue únicamente el orden divino. Esto se ejemplifica con la muerte de un niño o un joven. Cuando esto sucede, altera el orden de lo supuesto y por consecuencia causa conmoción y sorpresa.

Desde este punto de vista se puede entender cómo la muerte de un niño es particularmente difícil para la familia del fallecido causando un desequilibrio emocional entre los integrantes de la familia. Los niños representan la vida misma y el futuro y al fallecer acaban de golpe con esas esperanzas e ilusiones. Si el fallecimiento del niño fue inesperado como en el caso de un accidente los sentimientos de enojo y de impotencia pueden ser los que más sobresalen. También puede existir cierto grado de culpabilidad por la muerte especialmente si al momento del accidente el niño estaba bajo la responsabilidad de un adulto. Si el pequeño muere de una enfermedad, la palabra "incomprensión" puede ser la más preponderante para la familia. Las dudas sobre el por qué de la enfermedad pueden consumir la mente del adulto.

Durante mi vida me he encontrado con varias personas que han pasado por la dolorosa prueba de perder a un hijo y he podido comprender que no es un dolor del que alguien pueda reponerse fácilmente. Por el contrario, está comprobado que la muerte de un niño es uno de los obstáculos emocionales más difíciles de superar, especialmente para los padres.

A modo de consuelo quiero comentar que, a diferencia de los adultos, los niños son seres puros y que aún no han desarrollado apegos ni a las cosas materiales ni a los afectos. Por esa razón es que para ellos el desprenderse de la vida o el atravesar por la muerte de un ser querido es mucho más fácil de aceptar que para los adultos.

Muchas veces ante esta situación los familiares y amigos del ser querido que ha partido se cuestionan tanto la "justicia" de la vida como la existencia de Dios. Es una reacción normal, particularmente en occidente, pues a pesar de saber que con la vida vendrá inevitablemente la muerte, no se prepara a la sociedad para aceptarla como un acontecimiento natural. En la cultura occidental aún prevalece un gran temor a la muerte y, aunque cada día se trata de hablar un poco más de ella, aún está muy arraigado el miedo a la misma.

Cualquiera que sea la circunstancia, como he mencionado anteriormente, el duelo es un proceso único e individual, pero por lo general las personas que lo atraviesan pasan por cuatro etapas esenciales que describo a continuación.

LA ETAPA DE LA NEGACIÓN

Al recibir la noticia del fallecimiento de un ser querido lo primero que se hace es negar que eso haya ocurrido pues la persona afectada se confunde y aturde. La negación es simplemente una reacción de protección que utiliza el subconsciente ante un evento muy fuerte. Este tipo de negación también puede ocurrir cuando a una persona se le diagnostica una enfermedad terminal. Yo lo viví en carne propia cuando me diagnosticaron cáncer de seno la primera vez. Cuando recibí la noticia lo primero que intenté fue hacer toda clase de arreglos "allá arriba" para que el diagnóstico estuviera equivocado. Pedí de todo corazón que los resultados que el médico tenía en sus manos fueran los de otra paciente y no los míos. "Yo no podía tener cáncer". La negación y la incredulidad me abordaron para protegerme del dolor tan grande que esa noticia me estaba causando.

LA ETAPA DEL ENOJO

Cuando una persona acepta que el hecho es verídico y que realmente está atravesando por eso, surge el sentimiento de enojo. Enojo contra la sociedad, contra el mundo y contra Dios. Enojo por ser la persona que "tiene" que pasar por esa situación. El grado de enojo varía de persona a persona pero si no es controlado puede pasar del llanto a la agresividad física. Yo también pase personalmente por ese momento sobre todo la segunda vez que me diagnosticaron cáncer al haberme encontrado el tumor en el pulmón. En medio de mi incredulidad y mi frustración por tener que volver a lidiar con el cáncer nuevamente estaba muy enojada por el hecho de enfrentar todos esos problemas y de someter a mis hijos a todo ese sufrimiento una vez más. Estaba enojada con "mi destino", con mi "mala suerte" e incluso con Dios porque no me parecía justo que tuviéramos que volver a pasar todo ese proceso de dolor y sufrimiento. En repetidas ocasiones me pregunté a mí misma: ¿qué es lo que no he aprendido? ¿En qué he fallado para volver a tener que repetir la lección? ¿Por qué a mí nuevamente?

A pesar de mi enojo al poco tiempo comprendí que nuevamente debía encontrar la razón de ese nuevo obstáculo y aunque tardé meses en descubrirlo, el resultado fue el milagro que describí en un capítulo anterior.

En esa ocasión el enojo fue muy intenso momentáneamente pues acarreaba también sentimientos de duda e impotencia, pero afortunadamente me duró muy poco tiempo pues comprendí que no podía darme el lujo de quedarme estancada en un nivel de enojo ni de lamentación ya que debía atacar el problema. Así que una vez aceptado el diagnóstico comprendí que tenía que continuar con mi lucha.

LA ETAPA DE LA TRISTEZA

Esta etapa ocurre principalmente cuando se enfrenta la muerte de un ser querido y llega en el momento en que se asimila la pérdida. Es una reacción normal que puede tener manifestaciones exteriores como el llanto, la falta de sueño o la falta de apetito. Puede durar poco tiempo o tardar mucho en sanar. Es un sentimiento que con el tiempo disminuye gradualmente. Esta etapa es parte fundamental del proceso del duelo que describiré detalladamente más adelante, pero es una parte escencial para superar el dolor. Después de la muerte de mi abuelito pasé muchos días muy triste. Después de su entierro regresé a mi casa y eran las épocas navideñas así que en el aire flotaba la nostalgia la cual me hacía sentirme más triste aún. Mis hijos eran mi apoyo y mi consuelo y tanto ellos como mis amigos me ayudaron a superar ese período triste, pero para poder hacerlo tuve que vivir y sentir la tristeza dejándola fluir para que poco a poco saliera de mi alma y me permitiera sonreír nuevamente.

LA ETAPA DE LA ACEPTACIÓN

Llega un momento en que la persona finalmente acepta la situación como un hecho real y la hace parte integral de su vida. Cuando se llega a esta etapa realmente se puede comenzar a recuperar de la pérdida. El aceptar como parte de la vida la pérdida de un ser querido nos hace modificar la manera en la que actuamos con respecto a esa persona. En mi caso particular después de la pérdida de mi abuelito me acercaba al teléfono pensando en llamarlo y cuando me daba cuenta de que no me contestaría más decidí cambiar mi manera de actuar. Decidí "crear" una línea telefónica al más allá, así que cuando quería hablar con él simplemente guardaba silencio, repetía mentalmente lo que le diría e imaginaba lo que me estaba contestando y así, poco a poco, acepté que ya no seguía más entre nosotros. La aceptación de que el ser querido ya no está cuesta trabajo pero una vez que se asimila facilita el continuar viviendo.

CREENCIAS RELIGIOSAS Y CULTURALES

Las creencias religiosas y culturales de las personas influyen considerablemente en la experiencia de la muerte. El carácter simbólico que cada religión le da a la muerte ante sus feligreses afecta directamente a la manera en la que se asimila esta. Durante mi formación escolar en colegio católico se me enseñó que en el cuerpo humano habita un alma la cual al morir se va al cielo o al infierno dependiendo de cómo nos comportamos en la vida. Según decían las monjas, debíamos ser buenas, recatadas, sumisas, obedientes y rezar todos los días para poder "entrar en el Reino de los Cielos". De la muerte en sí no hablaban, pero sí nos recalcaban que al morir iríamos a vivir en ese maravilloso lugar únicamente si éramos buenas pues de lo contrario estaríamos quemándonos eternamente con el diablo y los seres malos y despiadados en el infierno.

Desde pequeña he sido muy inquieta en cuanto a entender la vida por convicción más que por enseñanzas establecidas. Me sonaba bien la idea de ser una niña buena, estudiosa y complaciente para poder irme al cielo. Sin embargo, no estaba de acuerdo con obedecer ciegamente a mis padres, a mis maestros y a mis sacerdotes simplemente para asegurar mi espacio en el cielo, pues no siempre pensábamos igual. Tampoco creía que era lógico o justo que en el mundo existieran otras religiones y que por el simple hecho de pertenecer a ellas sus seguidores no tuvieran derecho al cielo. Una de las cosas que más me llamaba la atención durante mi época de formación escolar era que todas las monjas de mi escuela nos hablaban de "lo maravilloso que era morir para finalmente vivir en la casa del Señor" y, sin embargo, cada vez que moría una de ellas, alguna alumna o algún padre de familia lloraban tanto que sus llantos se podían escuchar literalmente en el cielo. Las caras largas de tristeza y amargura que ponían me provocaban miedo y angustia y no entendía cómo era posible que si al morir iríamos finalmente a vivir "felices en el cielo" estuvieran tan tristes ante la muerte. Yo pensaria que ellas mismas querrían morir más pronto.

Las antiguas civilizaciones mayas consideraban que la muerte era simplemente un cambio de estado, es decir, una vivencia diferente que se lleva a cabo entre el nacimiento del alma y el final de la misma en el plano asignado. Ellos mismos honraban y veneraban al dios de la muerte, Ah

Puch. Aun en la actualidad en algunas poblaciones de la península de Yucatán, México, las familias rurales expresan de una manera simbólica su visión de la muerte. Depositan objetos personales de la persona fallecida dentro de los ataúdes y visten a sus difuntos en ropa nueva después de realizar una ceremonia de purificación y limpieza del cuerpo simbolizando la bienvenida del difunto a la nueva vida.

Por otra parte, los antiguos egipcios también veían a la muerte como el inicio de una nueva existencia y por eso proveían a sus muertos de todo aquello que habían utilizado en sus vidas. Sus alimentos preferidos y sus joyas eran colocados junto al cuerpo momificado. Pensaban que de esa manera los muertos vivirían cómodos y podrían seguir disfrutando de sus gustos en el más allá.

Cuando empecé a estudiar otras religiones y culturas descubrí que el budismo habla de la muerte como un período de preparación para volver a reencarnar y regresar a la tierra a continuar con la evolución y la perfección del alma.

Estudios de la nueva era aseguran que la reencarnación del alma no es únicamente para regresar a la tierra sino para evolucionar a otros sistemas de vida en otras galaxias o en otras dimensiones.

Para los hinduistas, la muerte es parte integral de la vida, no es una ruptura que cause dolor, llantos ni sufrimiento, sino simplemente una continuidad y un cambio de existencia. Ellos piensan que la muerte es una extensión de la vida y su transición depende de la manera en la que se vivió en éste plano terrenal.

LOS APEGOS

Aquí en occidente no estamos tan preparados para aceptar la muerte de nuestros seres queridos porque aún estamos muy apegados a los afectos, a los cariños y a las posesiones materiales. Tanta gente se aferra a la vida con tal de no dejar sus pertenencias que es, hasta cierto punto, absurdo, pues como escuché decir una vez: "nunca he visto un cortejo fúnebre seguido por un camión de mudanzas".

Durante mi edad adulta he aprendido poco a poco a vivir mi vida de una manera mucho más espiritual, dejando a un lado las normas y exigencias de la religión, estando en armonía con el universo y sobre todo con mi ser interior. Este aprendizaje me ha permitido aceptar de una manera más clara la muerte. El sentimiento de pérdida ante la muerte es un sentimiento egoísta. Se llora la muerte de un ser querido porque a pesar de que se "sabe" que se encuentra en un lugar mejor o más elevado, egoístamente pensamos que no estará más cerca de nosotros físicamente. No habrá más llamadas telefónicas, no habrá más visitas, no habrá más charlas y no habrá más encuentros. Lo más doloroso con respecto a la muerte es el saber que nosotros seguimos aquí mientras la persona amada ya no lo está. Esto nos reafirma que el ser humano en esos momentos de dolor es básicamente egoísta pues llora por sus necesidades y su falta de compañía y no necesariamente por la persona que ha partido.

En el mundo occidental por muy preparado que se crea estar para aceptar la muerte, así sea de una persona mayor o de algún familiar enfermo, en el momento en que tiene lugar siempre es difícil de asimilar. Si es difícil aceptarla cuando es prácticamente un hecho que ocurrirá como consecuencia natural de alguna enfermedad o de la edad avanzada de la persona, es más difícil aceptarla aún cuando la muerte ocurre "inesperadamente". Pongo la palabra inesperadamente entre comillas porque la muerte no debe ser tan inesperada ya que la cuenta regresiva comienza al momento del alumbramiento. El lapso es diferente para cada uno de nosotros por alguna razón especial.

Me gustaría decir que hay una fórmula mágica por medio de la cual se puede minimizar el dolor que se siente cuando un ser querido se va de éste mundo, pero desafortunadamente no es así. El dolor que puede sentir cada miembro de una familia ante la muerte de una persona determinada puede variar inmensamente. El amigo, el padre, la madre, el hijo, la hija, el primo, el hermano, el conocido, el vecino, la tía, la sobrina y cada una de las personas que experimentan la pérdida de un ser querido tiene derecho a llorar y sentir esa muerte a su manera. Así como no existe una píldora mágica para aliviar el sentimiento de pérdida ante la muerte, tampoco existe un manual que diga qué se debe sentir o con qué intensidad debe sentirse. La muerte de mi abuelito me afectó mucho a mí pues nosotros teníamos una conecxión muy especial. Sin embargo, el dolor que sentí yo, el que sintió mi abuelita, el que sintió mi papá, el que sintieron mis tíos, primos o hermanos, fue totalmente diferente y único para cada quien. A pesar de haber formado parte de la misma familia, las relaciones personales se desarrollan de maneras diferentes entre todos sus integrantes. De igual manera, la forma de expresar o exteriorizar los sentimientos ya sean de tristeza o de alegría, depende del carácter de cada persona. No importa de qué manera se supere la muerte de un ser querido, lo importante es lograr superarla de la manera correcta.

EL PROCESO DEL DUELO

El duelo es el proceso por medio del cual se llora la pérdida hasta que se acepta como un hecho. Cuando la muerte nos sorprende con el fallecimiento de algún ser querido debemos aprender a superar el dolor por medio del proceso de duelo. Aunque por lo general el duelo comienza a partir del momento en que la pérdida se materializa, en ocasiones el duelo puede comenzar antes de la muerte como sería el caso de la noticia de una enfermedad terminal. Cuando se le diagnostica una enfermedad terminal a algún ser querido, quienes lo acompañan deben empezar a prepararse mentalmente para asimilar poco a poco el hecho de que la muerte va a llegar pronto. Tomando la noticia de una manera positiva, uno puede apreciar la oportunidad que un diagnóstico terminal aporta al permitir que se lleve a cabo el privilegio de la despedida, como sucedió en cierto modo en mi caso con mi abuelito. Es importante comenzar el proceso de aceptación de la muerte lo antes posible.

Cuando el ser querido sufre físicamente una agonía difícil, suele suceder que quienes están a su alrededor piden misericordia y aceptan más fácilmente el hecho de que la muerte es la solución al sufrimiento del cuerpo físico. Sin embargo, cuando se pierde a un ser querido de una manera

repentina e inesperada, se puede crear una situación traumática si no se está preparado mentalmente para la pérdida.
En éste caso pueden surgir sentimientos de incomprensión,
incredulidad y negación que hacen el proceso de la pérdida
más doloroso.

El suicidio de algún ser querido es una situación particularmente difícil de aceptar ya que está plagado de dudas,
angustias y preguntas. El suicidio es la muerte intencional
en donde la persona no busca simplemente autoagredirse
sino buscar una salida a sus problemas o dificultades. Diversos estudios afirman que las personas que acuden al suicidio para terminar su vida muchas veces simplemente
buscan una posibilidad de escapar de una situación temporal de la que no encuentran salida. En la mayoría de los
casos, los suicidas no se dan cuenta del daño emocional que
le causan a los seres queridos que dejan atrás. Enfrentar la
pérdida de un ser querido por suicidio es una labor que requiere cuidados especiales para evitar que los sentimientos
de culpa, desesperación, impotencia y enojo atormenten a
quienes continúan viviendo. Se debe poner particular atención a la manera en que se lidia con el enojo ante la persona
que cometió el suicidio, ya que de no ser asimilado y proce-
sado a través del duelo puede tener repercusiones físicas y
psicológicas en la persona que lo siente.

Como he mencionado con anterioridad no hay una regla
exacta para superar la pérdida de un ser querido pero por lo
general el proceso es doloroso y difícil aunque se esté preparado para aceptar la muerte. La separación definitiva de
nuestro ser amado es dura especialmente si existen lazos
muy fuertes. El saber que nuestro ser querido se encuentra

a nuestro alcance durante un momento de necesidad nos proporciona una gran tranquilidad, seguridad y confianza. Saber que no está más proporciona diversos sentimientos que varían desde la tristeza hasta la angustia, dependiendo de las circunstancias.

FELICIDAD Y NO TRISTEZA

A medida que se vaya superando el dolor ante la pérdida se podrán convertir las memorias del ser querido en hechos que proporcionen felicidad y no tristeza. Cuando la persona habla libremente sobre el dolor que siente ante la pérdida, ayuda a acelerar el proceso de recuperación. Si el dolor es sumamente intenso o comienza a afectar físicamente a quien lo siente es muy importante obtener ayuda emocional. Se puede buscar a un especialista que ayude a aceptar la transición profesionalmente o acudir a algún grupo de apoyo en donde los participantes han atravesado por una pérdida similar.

Cuando se sufre de alguna herida en el cuerpo físico ésta se debe cuidar, lavar y atender para que comience a sanar. De la misma manera debemos cuidar a nuestro espíritu cuando atraviesa por el dolor que representa la pérdida de un ser querido. Para cuidarlo necesitamos rodearlo de sentimientos de apoyo y unidad. Es importante participar en las ceremonias de despedida del ser querido para cerrar de alguna manera su ciclo de vida. No importa a qué religión pertenezca o de qué manera se realicen. Estas ceremonias tienen por lo general el mismo fin: despedir al ser humano y recordar su vida. Cuando dos o más personas hablan con júbilo o alegría acerca de la persona fallecidad, se va asimilando con mayor facilidad la partida de esa persona. Aunque a veces sea necesario quedarse en casa para llorar la pérdida, es igualmente necesario compartir el dolor con los seres queridos que suelen brindar apoyo y comprensión en esos momentos.

A pesar de mi profunda tristeza cuando perdí a mi abuelito, decidí quedarme unos días acompañando a mi abuela antes de volver a casa. La idea de quedarme con ella en la casa que compartían ambos me sirvió para despedirme íntimamente de su vida física, de su espacio, de sus cosas. Mi abuela que siempre había sido una mujer dura y poco afectiva me enseñó que tenía un lado sentimental muy vulnerable y lloramos juntas la pérdida y al hacerlo pudimos consolarnos mutuamente.

Es importante entender que millones de personas pierden seres queridos en el planeta todos los días. Todos tenemos sentimientos similares ante tal acontecimiento. El saber que no estamos solos durante el proceso nos ayuda a darnos cuenta de que todos en algún momento u otro atravesamos situaciones similares. La unión hace la fuerza. La vida continúa.

La depresión

DE ACUERDO A la Clínica Mayo, una de las instituciones médicas más prestigiosas de los Estados Unidos, la depresión es una enfermedad seria que provoca cambios de estado de ánimo, de pensamientos, de comportamientos y de salud, como resultado de un conjunto complejo de factores físicos, psicológicos y ambientales. En términos generales, la depresión se define como una alteración del estado anímico de la persona, caracterizada por una tristeza constante. Sus síntomas pueden incluir irritabilidad, falta de ganas de vivir, falta de interés incluso por las actividades cotidianas, cambio de apetito y alteraciones de sueño entre otras cosas.

La depresión se presenta de diferente manera en las personas: hay quienes la padecen una sola vez en la vida y también hay quienes la padecen frecuentemente. No se sabe a ciencia cierta qué es exactamente lo que la provoca pero se ha confirmado que las situaciones cargadas de mucho estrés pueden incitarla. Hay veces que la depresión aparece sin una causa aparente y por esto mismo en ocasiones es diagnosticada incorrectamente. El Instituto Nacional de la Salud Mental reporta que en el año 2008 hubieron en los Estados Unidos más de 18 millones de personas diagnosticadas con enfermedades depresivas y, de acuerdo con la Organización Mundial de la Salud, más de 300 millones de personas alrededor del mundo la han padecido durante el mismo período de tiempo.

La severidad de la depresión depende de varios factores ajenos a la voluntad de la persona, pero es una enfermedad que puede afectar a cualquiera aunque las estadísticas muestran que de cada tres personas que la padecen dos de ellas son mujeres.

A pesar de que existen factores genéticos, bioquímicos, psicológicos y sociales que contribuyen a los casos más severos de depresión, todas las personas son propensas a pasar por un período depresivo como resultado de algún acontecimiento inesperado que los afecte emocionalmente. Este tipo de acontecimientos podrían ser, por ejemplo, la pérdida de un ser querido o del trabajo, los problemas en una relación, las dificultades financieras o los cambios significativos en las situaciones cotidianas de la vida, entre otros. Los períodos depresivos pueden ocurrir en cualquier etapa de la vida y su severidad puede ser proporcional a la madurez de la persona. Durante mi vida he pasado por diferentes períodos depresivos, desde mi adolecencia hasta mi edad adulta. Pero afortunadamente he logrado superarlos algunas veces con ayuda psicológica, otras por medio de grupos de apoyo y otras simplemente con el tiempo. Cuando salí de la Ciudad de México para los Estados Unidos pasé por un período difícil. Además de haber dejado repentinamente "al amor de mi vida", dejé mi escuela, mis amigos y mi casa. El período de ajuste fue difícil y tuve que cambiar de universidad pues no me sentía agusto en ninguna parte. Sentía que no pertenecía a nada ni a nadie y por eso entré en un período depresivo. Perdí interés en la escuela, en la comida e incluso en mi arreglo personal. Por fortuna al cabo de unos meses salí de ese estado una vez que me sentí identificada con mi nueva escuela, que tuve mi propia habitación en donde guardaba mis pertenencias y que comencé a tener amigos y actividades que me hacían recobrar mi sentido de pertenencia.

PERÍODOS DEPRESIVOS

Todos los seres humanos atravesamos por distintos períodos anímicos a lo largo de nuestras vidas y es muy importante aprender a identificar las diferencias entre la depresión, los períodos depresivos, la nostalgia y la tristeza. La verdadera depresión debe ser tratada por un profesional, preferiblemente un médico especialista en salud mental, ya que es una enfermedad que necesita cuidados especiales. La depresión es una enfermedad que tiene elementos biológicos que producen deficiencias químicas en el cerebro y que en la mayoría de los casos requiere medicamentos para ser tratada. La depresión debe ser tomada muy en serio pues puede provocar trastornos fuertes no sólo en quienes la padecen sino también en sus familiares y en quienes viven a su alrededor.

Los períodos depresivos pueden presentarse varias veces a lo largo de la vida y pueden llegar a durar meses. Durante estos períodos se pueden presentar síntomas como la pérdida o el aumento del apetito, el insomnio o las ganas de dormir horas extras para evitar enfrentarse a la realidad, la falta de energía o la fatiga, la falta de concentración y la dificultad para tomar decisiones, los sentimientos de desesperanza e impotencia, la baja autoestima y las ganas de llorar a menudo.

La nostalgia es un estado de pena y añoranza por algo que ya no se tiene. Es un anhelo del pasado que muy a menudo es idealizado y generalmente es poco realista. Por lo general las personas que añoran tienen la tendencia a aumentar las cualidades de aquello que dejaron atrás y a olvidar las razones fundamentales por las cuales las dejaron. La nostalgia es el sentimiento que se produce cuando se echan de menos los buenos momentos que se vivieron en el pasado y se puede sentir al recordar tanto algún lugar, una situación o una persona. Esto sucede mucho con las personas que emigran a otros países y que viven constantemente añorando la tierra natal.

Cuando hablan de su lugar de origen lo hacen como si fuera el lugar perfecto y prácticamente el paraíso, pero se les olvida que si tomaron la decisión de abandonarlo fue porque realmente la vida ahí no era tan agradable o porque tenían alguna necesidad de hacerlo. La nostalgia puede llevar a la persona a sentirse triste pero el estar nostálgico o pasar por un período de nostalgia no significa ni que se esté deprimido ni que se esté pasando por un período de depresión. De igual manera ocurre con la tristeza. La tristeza es uno de los sentimientos básicos del ser humano que ha sido caracterizada como un vacío en lo más profundo del corazón. Es el sentimiento que se genera como resultado del sufrimiento, la pérdida o un mal rato. Generalmente la tristeza es causada por una razón externa pero que repercute en lo más interno de quien la siente. Aunque es un sentimiento que se puede presentar varias veces a lo largo de la vida de una manera normal, no debe de durar más de dos semanas, de lo contrario podría llevar a quien la siente a entrar en la depresión o en un período depresivo.

MIS PERÍODOS DEPRESIVOS

A pesar de que soy una persona muy positiva yo también he pasado por mis períodos de nostalgia, de tristeza y depresivos como resultado de situaciones que he vivido. He sentido nostalgia por mi México querido especialmente cuando me reúno con algún grupo de mexicanos en el exterior que están recién llegados, pues siento ese calor mexicano inconfundible. Invariablemente, la música del mariachi, la comida mexicana y nuestro maravilloso tequila hacen que de vez en cuando sienta nostalgia por mi país de origen. Sin embargo, al darme cuenta de mi realidad y de lo afortunada que he sido en este país mi nostalgia pasa a un segundo plano.

De la tristeza no me he podido escapar como nos sucede a todos los seres humanos. El mejor antídoto para salir de ella es sentirla hasta lo más profundo de nuestro corazón para así realmente poder liberarla y dejarla ir.

En mi caso particular la muerte de mi abuelito fue la culminación de una serie de sucesos difíciles e inesperados en mi vida. Debido a mis constantes problemas de salud a raíz del cáncer había perdido en varias ocasiones mi estabilidad económica. Cuando comenzaba a estabilizarme, tenía alguna recaída y cuando me recuperaba había escasez de trabajo. Sentía que me ahogaba en un mundo de deudas y cuentas y por primera vez no contaba con el apoyo económico que en momentos críticos mi abuelito siempre me brindaba. La profunda tristeza que dejó su partida creó dentro de mí un vacío muy grande que no sabía cómo llenar. Había estado tan acostumbrada a sus llamadas telefónicas frecuentes y a nuestras visitas constantes especialmente en mis momentos de debilidad tanto física como emocional, que por primera vez me encontraba en una situación desconocida sin su presencia.

Poco a poco comencé a sentirme cada vez más sola y desprotegida y la tristeza dio paso a la depresión. Durante esas mismas fechas a Izzy mi hija comenzaron a darle unos desmayos repentinos y cuando el pediatra la revisó le encontró un tumor en la glándula tiroides que comenzaba a notarse en su cuello a simple vista. El pánico se apoderó de mí pues por razones obvias temí que mi hija también tuviera cáncer. Los días de estudios y análisis no podía ni dormir de la angustia de pensar que ella tuviera que pasar por lo mismo que yo había estado pasando. Tenía que aparentar calma ante mis hijos pues no quería que ellos se preocuparan antes de tener los resultados médicos, pero dentro de mí sabía que podría ser muy difícil la situación. Seguíamos sin seguro médico y tuve que volver a conseguir ayuda financiera de los servicios pastorales del hospital y, aunque yo seguía pagando mis deudas y mis cuotas mínimas, el trabajo estaba muy lento. Poco a poco comencé a retrasarme en el pago del alquiler de nuestra casa y empecé a vender las cosas que tenía para poder cubrir los gastos mínimos. Cuando eso no fue suficiente comencé a rematar el equipo profesional de mi oficina pues sin trabajo el equipo era prácticamente obsoleto y aunque me dieran poco por él necesitaba sobrevivir. Empezaba a sentir que mi vida comenzaba a bajar como en una espiral de la que no podía salir y empecé a notar una tristeza constante en mi persona.

Afortunadamente los resultados de los estudios de mi hija indicaron que el tumor era benigno, pero había que hacer algunos tratamientos básicos para no permitir que interfiriera con su crecimiento. Todo eso representaba aún más gastos y no tenía a quien recurrir para pedir un poco de ayuda pues mi abuelito ya no estaba a mi lado. Decidí escribir una carta muy emotiva y desde el fondo de mi alma a mi abuela y a sus cuatro hijos, incluyendo mi padre, pidiéndoles ayuda temporal, pero los dos que me respondieron me dijeron que yo ya estaba grande para salir adelante por mí misma y ninguno quiso ayudarme. Yo no podía creer su respuesta pues todos ellos tenían la posibilidad de hacerme un préstamo para ayudarme a salir del bache en el que estaba atorada básicamente por cuestiones de salud pero, aun así, se negaron a hacerlo. Eso me creó una profunda tristeza y desilusión pues me costaba trabajo entender que teniendo la posibilidad de tenderme una mano no quisieran hacerlo.

Como la situación seguía difícil pues lo que ganaba era mucho menos que lo que tenía que gastar en el sustento de mi hogar, a los pocos meses tuvimos que dejar nuestra casa ya que no tenía manera de seguir pagándola. Tratando de hacer la transición menos traumática para mis hijos coordiné la mudanza con sus vacaciones de verano ya que pasarían un mes completo con su papá. Pensé que con la distracción de las vacaciones las cosas serían más fáciles y yo tendría un mes para tratar de encontrar una salida. En cuestión de tres días empacamos nuestras cosas y alquilé un lugar para guardarlas ahí pero no tenía una casa a dónde ir. El día que mis hijos se fueron con su padre me quedé sola sentada en las escaleras de la entrada de mi casa vacía y lloré de impotencia, tristeza, enojo y frustración. No podía creer que después de tantos años y tanto esfuerzo no pudiera proveer siquiera un techo para mis hijos. Después de varias horas de estar ahí sentada sin percatarme del paso del tiempo finalmente me fui con una amiga que me había ofrecido pasar unos días en su casa. Por cosas del destino esa misma noche recibí una llamada telefónica de Rony, un amigo mío que se había mudado recientemente de Miami a Brasil. Al escuchar la situación por la que estaba atravesando me invitó a pasar unos días a su casa en la ciudad de Recife. Haciendo el orgullo a un lado y con mucho agradecimiento acepté su invitación pues en esos momentos por primera vez en mi vida no tenía un lugar al cual llamar casa y por toda la situación me encontraba realmente deprimida.

PONER LA SITUACIÓN EN PERSPECTIVA

Sabía que al estar lejos de mi realidad física podría poner mi situación en perspectiva para poder aclarar mi panorama y encontrar una solución adecuada. No entendía cómo, cuándo, ni por qué las cosas habían llegado tan abajo para mí. Había estado haciendo todo lo que estaba a mi alcance pero sentía que iba en contra de una corriente contra la que no podía seguir luchando. Durante los meses anteriores había tenido muchas entrevistas de trabajo que parecían muy prometedoras pero ninguna se terminaba de concretar y por alguna razón que no comprendía las cosas simplemente no marchaban bien para mí. Con el tiempo comprendí una de las lecciones más importantes que me ha dado la vida y es la de aceptar que *el universo trabaja sabiamente en su propio tiempo que no es necesariamente el nuestro.*

En Brasil la pasé extraordinariamente bien. En esa época Rony encabezaba una fundación de ayuda a niños discapacitados y durante mi visita tuve la oportunidad de acompañarlo a regalar sillas de ruedas a personas minusválidas de escasos recursos en pequeñas poblaciones en medio de la selva en la región del Pernambuco. Era una labor alentadora, inspiradora y muy gratificante al sentir la felicidad que algo tan simple como una silla de ruedas significaba para ellos. También me puse en contacto con la directora de la clínica de oncología de Recife y por un par de días fui a ella como voluntaria. Al ver las condiciones en las cuales las personas enfermas y de escasos recursos recibían sus tratamientos, me di cuenta una vez más de lo afortunada que había sido yo al poder atravesar mi lucha contra el cáncer en los Estados Unidos. Comprendí que, a pesar de que estaba pasando por un período difícil, había mucha gente mucho menos afortunada que yo y su dolor y sufrimiento no tenía comparación con el mío.

Precisamente en esa visita comprendí que nuestros problemas son individuales y personales y que no podemos compararlos ni medirlos con la misma regla con que se miden los problemas de otros, pues cada uno vive y siente sus situaciones de acuerdo a su experiencia de vida. Lo que para unas personas puede tener mucho peso para otras puede ser insignificante y viceversa. Aunque llegué a Brasil sumamente triste, susceptible y vulnerable, atravesando por un período depresivo difícil, el apoyo de Rony y el cambio de panorama me ayudaron a darme cuenta de que siempre había una luz de esperanza en mi camino. Rony me había recordado que a pesar de la adversidad había recobrado mi salud y por ello debía recobrar mis ganas de seguir adelante.

Fue un viaje muy motivador que me ayudó a recordar una vez más el orden de las prioridades en mi vida. Algunas de las lecciones aprendidas fueron fuertes pero de gran crecimiento y valor espiritual. Por una parte entendí que debía de dejar de ser víctima por la falta de apoyo económico de parte de mi familia pues a final de cuentas tenían razón, yo ya era una mujer hecha y derecha y debía aprender a vivir dentro de mis limitaciones económicas con o sin problemas de salud. Y por otra parte comprendí que la vida está llena de ciclos. A veces se tiene mucho y a veces no se tiene nada y en ambas ocasiones debemos aprender a vivir y no a sobrevivir.

DE VUELTA A MI REALIDAD

El día que regresé nuevamente a Miami me sentí extraña en cuanto salí del aeropuerto pues por primera vez en diez años el taxi me llevaba a un departamento que no era mi casa, pero en el que mis hijos y yo viviríamos provisionalmente. Se lo había alquilado temporalmente a una amiga que vivía en México y casi no lo utilizaba pero la única condición que me había puesto era que tenía que tomarlo tal y como estaba, es decir, con todas sus pertenencias dentro. Definitivamente no estaba acostumbrada a eso pero en ese momento era mi única solución así que tanto mis hijos como yo nos adaptamos a vivir con la ropa en nuestras maletas durante los meses siguientes.

A pesar de que mi situación emocional había mejorado en Brasil, pues me había alejado de la tristeza, por causas fuera de mi control al regresar a Miami volví a entrar en un período depresivo. Las presiones a las que estaba sometida, la falta de estabilidad y el vivir en un lugar que no era nuestro influían para que me invadieran sentimientos muy grandes de tristeza, soledad e impotencia. Aunque finalmente había conseguido trabajar temporalmente en el desarrollo de un documental, volver a empezar no es una tarea fácil, mucho menos cuando uno no empieza de cero sino de bajo cero. Además, comencé a sentirme muy estresada por nuestra situación de vivienda ya que mis hijos habían empezado las clases en su misma escuela y yo tenía que manejar dos o tres horas al día para llevarlos y traerlos ya que el apartamento quedaba muy retirado. Por las noches acababa sumamente cansada, a veces mal humorada por el tráfico y el mismo estrés me impedía conciliar el sueño creando un círculo vicioso de cansancio y frustración.

LAS MUJERES SE DEPRIMEN MÁS

Las estadísticas del Departamento de Salud Mental muestran que las mujeres padecen enfermedades depresivas en proporción de dos a uno en comparación a los hombres. No es de extrañar, especialmente en situaciones en que las mujeres deben también desempeñar el papel de padres/proveedores del hogar, además de las responsabilidades cotidianas. Hay numerosos estudios acerca de la depresión que comprueban que las condiciones socioeconómicas desfavorables son un factor que predispone a la persona. Cuando varias de estas condiciones se le presentan a una misma persona aunadas a situaciones estresantes o a la mala calidad de vida, se generan alteraciones negativas que afectan los sistemas inmunológico, nervioso y endocrino. Esto reafirma las teorías de que la relación entre la mente, el cuerpo y el espíritu es vital para una buena salud.

UNA SITUACIÓN TEMPORAL

Los tres meses que vivimos en el departamento de mi amiga fueron muy estresantes tanto para mí como para los niños. A ellos no les gustaba vivir en una casa que no era la suya pues se sentían muy incómodos con miedo de ensuciar o maltratar cosas que no les pertenecían. Por mucho que yo les recordaba que era una situación temporal, aún estaban pequeños para comprender la situación por la que estábamos atravesando y lógicamente querían "lo suyo". Yo por mi parte me sentía igual pero trataba de consolarme pensando que sería solamente temporal. A pesar de todo poco a poco me fui sintiendo más agobiada, preocupada y enojada por no poder encontrar la salida y, aunque afortunadamente mi cáncer estaba en remisión, sus secuelas seguían influenciando mi vida. Todo esto me llevó a un contínuo período depresivo. Me costaba trabajo entender que después de tanto esfuerzo para salir adelante durante tantos años, de tanto trabajo, de tanto sufrimiento, estuviéramos viviendo en un apartamento que no era nuestro porque lo había perdido todo en mi lucha por seguir viviendo. No comprendía el por qué de tantas pruebas tan duras para mí. No fue sino hasta unos años más tarde que finalmente entendí que la naturaleza tiene sus ciclos que no son los que nosotros pensamos o deseamos sino los que nos ayudan a aumentar nuestro crecimiento espiritual.

Aunque por momentos sea difícil de comprender este concepto, podemos tener la certeza de que absolutamente todas las cosas suceden cuando deben de suceder de acuerdo al orden perfecto y maravilloso del universo, no de acuerdo a nuestras presiones o necesidades temporales. Es una lección difícil de comprender y de asimilar pero a final de cuentas es una de las lecciones más enriquecedoras para el ser humano. Con ella florecen los sentimientos de compasión y humildad del alma.

MI ABUELITA DEPRIMIDA

Estando a punto de terminar el documental en el que estaba trabajando comencé a recibir llamadas telefónicas diarias de mi abuelita quien me pedía que fuera a México a visitarla. Había veces que me llamaba dos o tres veces al día. Me repetía que se sentía muy sola sin mi abuelo y notaba que su voz sonaba débil y frágil. Podía percibir en ella una tristeza muy profunda. Yo particularmente no estaba en muy buenas condiciones emocionales tampoco, pero me tocó hacer con ella el papel de la persona fuerte para tratar de animarla. En cuanto me fue posible me fui a visitarla, pero cuando llegué a su casa no podía creer lo que veían mis ojos. Esa señora que había sido tan fuerte y tan dura durante toda su vida estaba convertida en una verdadera viejita llorando sin parar durante todo el día y gran parte de la noche, acurrucada en su cama. Me partía el corazón verla recostada en posición fetal con sus manos totalmente arrugadas secándose las lágrimas que no dejaban de brotar de sus ojos. Repetía incesantemente que sus hijos la tenían abandonada, que estaba muy sola y que ya no quería seguir viviendo. Me pedía que rezáramos juntas para que Dios se compadeciera de ella y se la llevara a lado de mi abuelo pues no quería seguir aquí.

Me di cuenta de que finalmente mi abuelita estaba pasando por un fuerte período de depresión a consecuencia de la pérdida de mi abuelo quien había sido su compañero durante más de sesenta años. Habían estado juntos desde la adolescencia tanto en las buenas como en las malas. Y a pesar de que como lo he dicho antes mi abuela había sido una persona dura, controladora y manipuladora, me partía el corazón verla en el estado en que se encontraba. Durante su vida ella no había sido partidaria de mostrar afecto ni a mí ni a sus propios hijos pero al verla de esa manera no pude más que sentir una profunda compasión por ella y entender claramente que en la vida, y sobre todo al final de ella, cada quien recibe lo que cultiva. Todas y cada una de las acciones de las personas tienen una reacción o repercusión. Cuando una persona es amable y generosa la vida se encargará de regresarle esa amabilidad y generosidad de una manera multiplicada en algún momento. Lo mismo sucede cuando una persona es dura o intolerante. Esta es la teoría del bumerán que dice que lo que uno lanza al universo es lo que el universo le devuelve. Los budistas la llaman la ley de causa y efecto.

De cualquier manera al ver a mi abuelita en esas condiciones no pude más que entablar una conexión de ser humano a ser humano, de mi alma a la suya. Decidí llevármela a Miami a compartir con nosotros unos días aunque las condiciones para su visita no fueran las más adecuadas pues aún vivíamos en casa de mi amiga. Pensé que de cualquier manera al estar junto a nosotros se sentiría querida y apreciada.

EL EQUIPO UNIDO

Como he dicho anteriormente, creo firmemente que el alejarnos de la situación que nos está afectando permite ponerla en otro contexto para analizarla ayudándonos así a aclarar las ideas. Los niños y yo estábamos conscientes de que debíamos ayudar a mi abuelita a superar su profunda tristeza y sabíamos que el apoyo moral de la familia es crucial para salir de cualquier situación difícil. Cuando yo estaba peleando el cáncer, habíamos decidido que la pelea sería un trabajo de equipo, y en ese momento que peleábamos la depresión de mi abuelita el equipo se volvía a unir en otra lucha. Esa unión nos llenaba de orgullo y entusiasmo lo cual generaba felicidad. Para facilitarle su estancia con nosotros le conseguimos una silla de ruedas y así pudimos llevarla a visitar varios lugares. Una noche mis hijos tenían una presentación teatral en su escuela en la cual ambos estaban participando y les hacía ilusión que su bisabuela los viera actuar. Me acompañó a verlos y me conmovió profundamente cuando en un momento de la presentación la volteé a ver y se estaba secando las lágrimas con un pañuelo, pues estaba sumamente emocionada de ver a mis hijos participando en la obra. Durante su estancia con nosotros pude conocer un lado suave y maternal que nunca le había conocido anteriormente y eso me llenó de alegría porque supe que a pesar de todo dentro de su coraza dura había un ser humano bueno y vulnerable. Mi abuelita pasó con nosotros casi un mes en Miami en el cual era notable la mejoría en su estado anímico, lo cual nos llenaba de felicidad. El encargarme de ella también me permitió ayudarme a mí misma pues, al estar ocupada velando por su bienestar y por mis hijos, alejé de mi lado temporalmente la tristeza que me invadía.

Cuando una persona padece algún trastorno depresivo es importante que sepa que no está sola. La soledad genera angustia y sentimientos de desolación que hacen que la tristeza se incremente. Es importante recordar que la integración de las medicinas tradicionales y alternativas es de fundamental importancia para el bienestar físico y emocional. Aportaciones como la aromaterapia o el uso de esencias concentradas para aromatizar el ambiente ayuda a disminuir la tensión y a relajar. Los aceites y las sales son excelentes para dar baños calientes que ayudan a la relajación, especialmente si se dan antes de la hora de dormir ayudando a conciliar el sueño con mayor facilidad. El sueño es uno de los alimentos principales del cuerpo. Es necesario para regenerar y recargar sus energías y para la salud.

Es importante que cuando una persona esté atravesando por un período depresivo evite el tomar decisiones importantes ya que su capacidad de decisión está siendo afectada. También se deben de evitar situaciones de mucha responsabilidad y es fundamental establecer prioridades en cuanto a las labores cotidianas. La depresión o los períodos depresivos alteran el comportamiento "normal" de quienes la padecen. Quienes están a su lado deben evitar emitir juicios o tomar a burla o a la ligera los sentimientos del afectado.

EL SUICIDIO

Hace algunos años conocí a Judith y a Carlos (cambio sus nombres por respeto a su privacidad), una pareja de vecinos que tenían alrededor de cuarenta años de edad. En esa época acostumbraba caminar todas las mañanas por mi barrio empujando el coche con mis dos hijos a bordo. Era mi

manera de hacer ejercicio y de distraer a mis hijos diariamente. Frecuentemente veía a Carlos regando su jardín por
las mañanas e invariablemente le preguntaba por Judith. Su
respuesta de casi todos los días era "está acostada pues
ahora tampoco se siente bien". A mí me llamaba la atención
que una pareja joven y aparentemente exitosa tuviera una
relación tan distante. A Carlos se le veía frecuentemente en
las fiestas del vecindario, en casa de los amigos y en restau-
rantes, pero la mayoría de las veces estaba solo. Un día en
una de esas fiestas me encontré con los dos y me acerqué a
platicar con ellos pues me daba mucho gusto ver a Judith
fuera de su casa. Ella parecía estar muy distante cuando
intenté entablar conversación. Mis preguntas las contestaba
con respuestas elusivas y evitaba mirarme a los ojos al hablarme. Sentí que Carlos se burlaba de su esposa y se que-
jaba incansablemente de sus "achaques y malestares" físicos.
Me daba la impresión de que Judith estaba muy triste y por
esa razón no quería hablar con nadie. Una semana más
tarde me llamó otra de nuestras vecinas para avisarme que
Judith se había suicidado en el garaje de su casa. Carlos
estaba desecho y creo que todos los que la conocimos nos
sentimos un poco culpables de no haber sabido cómo ayudarla o qué hacer para evitar que se quitara la vida. Fue una
situación muy penosa y la culminación de la depresión en la
que vivía.

No me canso de recalcar que la depresión es una enfermedad que en muchas ocasiones no se percibe fácilmente.
Sus manifestaciones pueden ser confusas. Frecuentemente
las personas que viven con cónyuges, hijos, hermanos o padres que están atravesando por un período depresivo o una

depresión se confunden con sus actitudes. Incluso puede confundirse con debilidad o falta de carácter para enfrentar los problemas cotidianos. Cuando se está cerca de una persona que atraviesa por una etapa depresiva o una depresión, se le debe de dar cariño y cuidados especiales. La compañía de seres queridos ayuda a sanar el alma. El salir a caminar, apreciar la naturaleza o tomar un poco de sol, ayudan a estimular el cuerpo y por consiguiente el espíritu. La distracción ayuda a alejar la mente de la situación que atrae la tristeza.

DEPRESIÓN POSPARTO

Recientemente la depresión posparto ha acaparado la atención de los medios de comunicación ya que grandes personalidades del mundo del espectáculo han hablado de ella públicamente. A pesar de que una de las mayores bendiciones del mundo es la de poder dar vida a otro ser humano, el nacimiento de un hijo representa un factor estresante. Los cambios físicos y hormonales de la madre se presentan durante todo el embarazo. De la misma manera el cuerpo y la mente necesitan tiempo de adaptación después del mismo, pues física, química y emocionalmente cambian muchas cosas. La depresión posparto se presenta con mayor frecuencia en mujeres que dan a luz por primera vez y por lo general aparece durante el primer año después del nacimiento del bebé.

Aunque no hay reglas generales que caractericen a las mujeres que padecen este tipo de problema, se afirma que

son más propensas a tenerlo aquellas que han sufrido algún tipo de depresión o período depresivo con anterioridad. Una de las características fundamentales de este tipo de depresión es la ansiedad. La madre comienza a generar sentimientos de ansiedad o angustia al sentirse incapaz de cuidar y velar por su hijo. Para tener un resultado óptimo y poder salir de éste tipo de depresión, es fundamental buscar ayuda médica además del apoyo moral de la familia, la pareja y los amigos.

LA COMPASIÓN

La compasión es un sentimiento maravilloso que existe entre los seres humanos. La compasión es otra expresión del amor, es una forma noble y humilde de amar. Cuando se es capaz de ver o sentir el dolor de alguna persona y de ayudarla, se genera el acto mismo de compasión. Se debe evitar el juzgar o criticar a una persona que atraviesa por un período depresivo, se debe de sentir empatía y compasión hacia ella. A veces la ayuda que necesita quien atraviesa una depresión es tan sencilla como la compañía de otra persona. El tiempo es el regalo más preciado que una persona puede darle a otra y cuando se comparte se está regalando lo único irremplazable y realmente valioso que se posee.

Vivir una vida llena de vitalidad, ánimo y positivismo es algo esencial para alcanzar la plenitud. El reconocer conscientemente que las personas pasamos por fluctuaciones anímicas ayuda a encontrar la luz cuando se presenta la oscuridad. Todos los seres humanos somos vulnerables a

pasar por períodos de tristeza o períodos depresivos por el simple hecho de ser humanos. Mi abuelito me decía que para disfrutar del sol debía de apreciar la lluvia y que para disfrutar las estrellas debía de admirar las nubes. De la misma manera para gozar plenamente de la felicidad debemos atravesar por períodos de tristeza aprendiendo a vigilarlos para evitar que trasciendan a más. Al mismo tiempo debemos valorar la perspectiva que nos ofrecen los momentos de tristeza para así apreciar mucho más todos aquellos momentos de felicidad que, de otra manera, quizá diéramos por sentados.

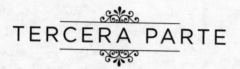

TERCERA PARTE

Una nueva oportunidad

CAPÍTULO DIEZ

La ley de la atracción y la oportunidad

COMO RESULTADO DEL despertar de la conciencia humana a un nivel espiritual más elevado han surgido diversas corrientes de información y teorías para el bienestar y crecimiento de las personas. Sin duda alguna, durante los últimos años una de las teorías más escuchadas es la de la llamada "Ley de Atracción", la cual se ha hecho popular por sus diversas interpretaciones tanto en libros como en películas. Sin embargo, se ha hablado de dicha ley desde los tiempos más remotos cuando los "sabios" eran sus únicos portavoces. Los avances de la física cuántica desarrollados a mediados del siglo XX nos han permitido entender la importancia de la frecuencia vibratoria y de la energía, elementos básicos de la ley de atracción. (La física cuántica es la que se encarga de estudiar el comportamiento de la materia en dimensiones atómicas pequeñísimas).

La ley de atracción establece que los seres humanos atraemos a nuestras vidas todo aquello a lo que le prestamos atención como resultado de la combinación de la energía y la vibración. Para poder explicarla se debe entender que los pensamientos se transforman en vibraciones que son transmitidas inconscientemente desde nuestra mente hacia afuera de nuestro cuerpo. La energía de la cual están cargadas estas vibraciones es la encargada de atraer energías vibratorias similares. Para ilustrar el ejemplo podemos pensar en un imán atrayendo a otro. Mientras exista la capacidad de generar pensamientos, todos los seres humanos participan en la ley de atracción. Atraen todo aquello a lo que le dan energía.

La ley de atracción es una respuesta a nuestros pensamientos y por lo tanto funciona con energías tanto positivas como negativas. Como las frecuencias vibratorias no poseen un poder selectivo, depende del libre albedrío de cada individuo el saber aprovechar esta ley de una manera positiva o no. Todo pensamiento que se genera en la mente crea una energía y una vibración que atrae las energías y vibraciones similares. Si una persona piensa constantemente en situaciones tristes atrae tristeza, si piensa en pobreza, atrae pobreza, si piensa en enfermedades atrae enfermedades, de igual manera que si piensa en abundancia, atrae abundancia y si piensa en prosperidad atrae prosperidad. Un ejemplo típico que ilustra este punto es, por ejemplo, cuando una persona tiene una visión negativa acerca de las demás personas pues tiende a atraer personas negativas a su lado. De la misma manera sucede cuando una persona optimista atrae personas optimistas. Una persona exitosa atrae a personas existosas. La ley de la atracción funciona como un imán. Los pensamientos que se generan en la mente conscientemente o inconscientemente generan energías y vibraciones determinadas por lo cual es importante crear conciencia de lo que la mente recibe todos los días. Respecto a esto daré algunos consejos más adelante.

LEY DE REACCIÓN AL PENSAMIENTO

Como dije anteriormente, después de mi intervención del pulmón nuevamente caí en una situación económica difícil pues aún venía arrastrando deudas contraídas desde mi primera lucha contra el cáncer. Nuevamente pasaba las noches sin poder dormir pensando una y otra vez cómo resolver mi falta de dinero. En ese entonces yo aún no sabía que al ponerle tanta energía negativa a mis pensamientos estaba atrayendo a mi vida más energía negativa. Mentalmente analizaba una y otra vez mis apuros económicos y no sabía que tanto pensar en lo mismo me generaba más de lo mismo.

La ley de atracción es una ley de reacción al pensamiento y no sabe distinguir entre lo positivo y lo negativo. Yo me repetía constantemente que no tenía el dinero suficiente para cubrir nuestros gastos. Ingenuamente lo hacía con el propósito de encontrar una solución a mi situación. No sabía aún que al emitir esa vibración de carencia y necesidad, el universo me mantenía sin el dinero ni el trabajo que necesitaba pues esa era la energía y vibración que yo misma estaba generando. Mi carencia en el pensamiento atraía carencia a mi vida. Pasé mucho tiempo pensando *no tengo trabajo, no tengo dinero, no me alcanza para las cuentas* y, efectivamente, no tenía trabajo, no tenía dinero y no me alcanzaba para pagar las cuentas. ¿Por qué? Pues porque la ley de atracción simplemente respondía a mi frecuencia vibratoria cargada de energía.

Cuando realmente entendí este concepto aparentemente básico fue que pude darle la vuelta a mi situación. Al tomar conciencia de que mis pensamientos estaban influenciando lo que atraía para mí, tomé la determinación de terminar con "mi mala racha" y cambié mi actitud y mi manera de pensar. Reorganicé y modifiqué mis pensamientos con plena conciencia de que la energía y vibración que generaba serían la energía y vibración que estaría atrayendo. Creo que a eso se refería el dicho de que "uno crea su propio universo sobre la marcha". Eso era precisamente lo que yo estaba comenzando a hacer. Crear mi universo, pensar en abundancia y atraer la abundancia. Pensar en trabajo y atraer trabajo. Pensar en éxito y atraer el éxito. Con la práctica de mi cambio de pensamiento de negativo a positivo comencé a partir de ese entonces a notar la verdadera transformación de mi situación económica.

APRENDER A TRABAJAR CON LA LEY DE ATRACCIÓN

El aprender a trabajar con La Ley de Atracción no es un proceso inmediato ni ocurre por arte de magia. Es una labor que requiere varias cualidades: las ganas de hacerlo, la perseverancia necesaria, la constancia de la práctica y la paciencia para obtener los resultados deseados.

La mayoría de nosotros vivimos en una sociedad consumista en donde la gratificación instantánea es parte de nuestra vida cotidiana. Si queremos un vestido nuevo, salimos a comprarlo. Prácticamente todo lo que queramos comprar está a nuestro alcance aun sin tener dinero ya que utilizamos la famosa tarjeta de crédito. Si deseamos cambiar el auto simplemente vamos a la concesionaria y los vendedores se encargan de que uno salga con auto nuevo. Precisamente esta falta de dificultad para obtener las cosas materiales que queremos es lo que ha llevado no sólo al país a una situación económica precaria, sino a las personas a esperar obtener resultados inmediatos ante sus deseos.

Para que la ley de atracción funcione hay que pasar por un proceso que generalmente consta de tres pasos. Primero: se debe de *identificar* el deseo de lo que se quiere obtener. Segundo: se debe de *manifestar* el deseo en tiempo presente. Y, tercero: se debe de *recibir en agradecimiento* constante al universo.

IDENTIFICAR,
MANIFESTAR Y AGRADECER

Al poco tiempo de haber comenzado a cambiar mi actitud de "no tengo" a "estoy teniendo", empecé a trabajar en la producción de un documental de medicina alternativa que me pareció muy interesante. Al terminarlo me sentía nuevamente llena de vida y de entusiasmo por el simple hecho de volver a trabajar en lo mío, lo que me gustaba y lo que sabía hacer. Me di cuenta de que en ese momento lo que realmente quería era volver a la televisión y tuve claro mi deseo. Empecé a darle mucha energía a pensamientos como *me encanta trabajar en televisión, estoy haciendo lo que estaba destinado para mí, quiero utilizar este medio para transmitir mi mensaje,* etc., etc. Las energías vibratorias que comencé a emitir en esos momentos eran de alegría, satisfacción, entusiasmo, y fe. Sabía que yo era buena en lo que hacía y estaba recobrando la confianza en mi trabajo. Comencé a pedirle al universo otra oportunidad para llevar a cabo mi misión utilizando la televisión como medio transmisor del mensaje. Me visualicé en el estudio, en la tele y en la calle saludando a los televidentes. Invertí gran cantidad de tiempo y energía repitiendo frecuentemente: "La televisión me ayuda a llevar a cabo mi misión", "La televisión es para mí", "Me gusta trabajar en televisión".

Aunque había terminado el documental y nuevamente estaba buscando trabajo, mentalmente tenía la certeza de que el trabajo ya estaba listo para mí y simplemente esperaba el momento exacto para manifestarse. A pesar de que mi chequera seguía bajando, mantuve la firme convicción de que el trabajo estaba presente y que simplemente era cuestión de días el encontrarlo (o el que me encontrara a mí). Obviamente no me quedé en mi casa simplemente pensando en ello sino que hice una nueva cinta de presentación y comencé a mandársela a los ejecutivos de las televisoras y a los productores de los programas en donde yo consideraba que podría tener una oportunidad. A cada paquete de prensa enviado le ponía vibración y energía entusiasta y positiva.

Como se acercaba el mes de la prevención del cáncer de seno, me invitaron a participar en un nuevo programa de la cadena Telemundo llamado *Cada Día* conducido por María Antonieta Collins. Al llegar al estudio me visualicé participando como parte del equipo de trabajo. Hablé con el productor ejecutivo y me dijo que le diera un par de meses pues el programa se acababa de lanzar al aire y aún estaba haciendo los primeros ajustes. Durante dos meses seguí emitiendo vibraciones de trabajo en la televisión y mientras tanto continué con mi vida. Un par de meses más tarde el productor me llamó por teléfono para reunirnos. Me ofreció comenzar a participar como invitada del programa una vez a la semana con miras a aumentar mi participación de acuerdo a la respuesta del público. Yo estaba muy agradecida por la oportunidad de regresar nuevamente a hacer lo que yo deseaba. La ley de atracción seguía funcionando a mi favor y el simple hecho de comenzar a ver resultados me motivaba a seguir practicándola con más determinación.

ATRAYENDO EL TRABAJO

Por otra parte seguía pensado que me gustaría regresar nuevamente a trabajar con alguna organización que pudiera ayudar a los pacientes a recibir sus medicamentos a un precio razonable. Uno de los mayores problemas a los que yo me enfrenté fue al alto costo de las medicinas que necesitaba como parte de mi tratamiento. Mientras recibía mis quimioterapias hubo varias veces en que tuve que dejar de tomar mis medicamentos para el dolor porque si los compraba no tendría el suficiente dinero para completar los gastos básicos de mi hogar.

Una tarde, mientras recogía a mis hijos de la escuela, recibí una llamada telefónica de una persona de PhRMA, el grupo representante de las compañías farmacéuticas y los investigadores científicos del país. Según me dijo estaban buscando a una vocera para el mercado hispano y alguien les había sugerido mi nombre. Por un instante casi no podía creer mi buena suerte pero en ese momento seguía trabajando con la ley de atracción y sabía que estaba obteniendo resultados. Aunque al principio dudé de si la llamada era verídica o no, a las pocas horas comprobé la veracidad de la misma. Sin dudar ni un momento arreglé un viaje para Washington DC, lugar en donde tienen ubicadas sus oficinas centrales, y en cuestión de unas semanas tenía firmado mi contrato con ellos.

Mi situación seguía mejorando todos los días porque estaba atrayendo a mi vida lo que energéticamente estaba pidiendo. Cuando comencé a participar con PhRMA lo hice a través del programa de ayuda de medicamento a los pacientes (PPA por sus siglas en inglés). En ese momento un millón y medio de personas recibían medicamentos gratis o casi gratis en el país, pero el mercado hispano estaba un poco relegado. Afortunadamente en Washington comenzaban a darse cuenta de que los hispanos somos una minoría muy poderosa y estaban interesados en ella. Comencé mi recorrido por el país promoviendo el programa y visitando las principales ciudades de habla hispana de los Estados Unidos. Me di cuenta de que, a través de la televisión, estaba realmente haciendo una diferencia y brindando una luz de esperanza a quienes en muchas ocasiones por falta de posibilidad de comprar los medicamentos simplemente se dejan morir. (Hasta el momento de escribir este libro más de cinco millones y medio de personas se han beneficiado con dicho programa).

Mi vida finalmente estaba en donde yo quería que estuviera. Hacía lo que me gustaba, me enriquecía espiritualmente al compartir con tanta gente sus historias de vida tan diferentes y, por si fuera poco, generaba ingresos para mantener muy cómodamente a mis hijos y salir de mis deudas. Había aprendido a hacer funcionar a mi favor la ley de atracción.

LA IMPORTANCIA DEL AGRADECIMIENTO

El agradecimiento es una cualidad maravillosa que actúa como amplificadora o intensificadora de las bendiciones recibidas. Es de primordial relevancia formarse el hábito de agradecer constantemente. Cuando una persona esta agradecida, el sentimiento formulado genera una vibración positiva de alegría que a la vez atrae más positivismo y alegría. Es importante recordar que se debe agradecer por todo lo existente en el planeta además de por las cosas adquiridas o recibidas. Al ver el sol se debe agradecer el calor, la luz y la vitamina D que nos proporciona. Al ver el cielo, agradecer la grandeza y la magnitud. Al ver las nubes, agradecer la lluvia gracias a la cual pueden crecer las cosechas que nos permiten alimentarnos. Todo en el universo tiene una razón de existir y es importante reconocer y agradecer su existencia.

Hace algunos años por medio de Tulku tuve la oportunidad de convivir con alguunos monjes tibetanos que se convirtieron en otros de mis grandes maestros. En nuestros primeros días de convivencia observé que, a diferencia de lo que se hace en nuestra cultura occidental, ellos a la hora de comer primero ven los alimentos y después callan mientras los ingieren. Me llamó mucho la atención pues al venir de una familia mexicana la hora de la comida era la hora de reunión con mis hermanos y mis padres y era el momento en el que aprovechábamos para ponernos al tanto del día a día. Los monjes tibetanos me explicaron que, de acuerdo a sus costumbres, primero ven el plato que van a comer y lo bendicen. De ahí proceden a ir agradeciendo a todo ser viviente que participó de alguna manera para que los alimentos hagan llegado hasta ellos. Si comían un plato de arroz, después de bendecirlo agradecían al campesino que cultivó y cuidó el arroz en el campo. Y agradecían al campo por haber proporcionado los nutrientes necesarios para que el arroz creciera. También agradecían al agua que alimentó la semilla que se convirtió en grano y a las personas encargadas de recoger el arroz, lavarlo y procesarlo. Agradecían a quienes empaquetaron el arroz para ser vendido, al transportista que llevó el arroz a la tienda, al dueño del establecimiento que permitió que el arroz fuera vendido en su tienda y a la cajera que cobró por el arroz. Finalmente, agradecían al cocinero que se encargó de preparar la comida. En ese momento comprendí por qué siempre comían callados puesto que el proceso de agradecimiento a todos cuantos participaron en el platillo era tan largo que consumía el tiempo que estaban a la mesa. Aunque sigo aprovechando el tiempo de la comida como tiempo de reunión con mis hijos o con mis amigos, a la hora de sentarme frente a un plato de alimento en silencio agradezco y bendigo a todo el universo por permitirme recibirlo. Por lo general mi agradecimiento lo hago mucho más aprisa y más generalizado de lo que lo hacen mis maestros, pero he aprendido a no dejar de hacerlo. Sin embargo, durante mis viajes continuos en avión al estar sola con mis alimentos tengo oportunidad de reflexionar acerca de ellos y en más de una ocasión he creado historias fabulosas mientras agradezco a todo aquel que participó en su desarrollo y preparación.

LA OPORTUNIDAD

La palabra oportunidad proviene del latín *opportunitas* y significa sazón, coyuntura, conveniencia de tiempo y de lugar, de acuerdo al diccionario de la Real Academia Española. En el contexto de este libro, la oportunidad es el momento preciso en que una persona le saca provecho a la situación que se le presenta. Un conocido refrán dice que "cuando el alumno está listo aparece el maestro". Dentro de los conceptos de la nueva era se dice que "cuando la persona está preparada se presenta la oportunidad de acuerdo a la ley cósmica".

Las oportunidades se nos presentan a todos en la vida. Una persona que sabe captar la oportunidad y aprovecharla es una persona que, como imán a través de la ley de atracción, seguirá "encontrando" oportunidades. Pongo la palabra encontrando entre comillas para denotar su significado ya que las oportunidades están presentes en la vida de todo ser humano, simplemente depende de la capacidad de apertura de cada uno para percibirlas. Con una vida cotidiana tan agitada como la que se vive hoy en día muchas veces las personas pierden de vista esas oportunidades. A veces llenamos tanto nuestro tiempo con actividades triviales que no nos damos la "oportunidad" para prestar atención a las señales emitidas por el universo. Las oportunidades son manifestaciones del Ser Superior, señales divinas que nos son brindadas para que cada quien haga con ellas lo que quiera. Hay quienes saben aprovecharlas y hay quienes las ignoran o simplemente las dejan pasar. A través de la práctica de la ley de atracción, cualquier persona puede atraer oportunidades y utilizarlas para su superación, mejoramiento y crecimiento.

La manera en la que reaccionamos ante la presencia de las oportunidades es personal e individual y depende de la tenacidad de cada quien para aprovecharlas. Las oportunidades son creadas para ayudar a las personas a realizar su misión personal por lo que muchas veces se presentan en los lugares menos esperados o en las situaciones más difíciles. Por eso mismo es importante estar alerta y preparado para encontrarlas y utilizarlas.

UNA OPORTUNIDAD DE CRECIMIENTO

Cuando me diagnosticaron cáncer de seno nunca me imaginé que la enfermedad me brindaría una oportunidad tan grande de crecimiento. Incluso, el haber carecido de seguro médico fue más que un obstáculo una bendición escondida. Gracias a ello pude entender las dificultades que enfrentan millones de personas en los Estados Unidos cada día por tratar de aliviarse. El haber tenido que decidir entre pagar $23 por pastilla durante mi tratamiento o gastar mi dinero en la manutención de mi hogar me hizo darme cuenta de la situación tan crítica que la falta de seguro médico representa para miles de familias. Precisamente, el haber tenido que enfrentar todo eso fue lo que me hizo reconocer el camino de la adversidad a la oportunidad.

Desde que pasé por todo eso decidí que ser portavoz de quienes no son escuchados ante una situación tan difícil sería mi misión de vida.

Me cuesta mucho trabajo entender cómo es posible que, en una nación considerada como la primera potencia mundial, millones de personas mueran simplemente por falta de dinero para curarse o por falta de un seguro médico. Por eso me he convertido en una defensora de la causa. El luchar por un ideal y por tratar de mejorar una situación cotidiana a través de la oportunidad que me brindó el universo por medio de la adversidad me ha llevado, gracias a la ley de atracción, a organizaciones y causas enfocadas a encontrar una solución a estos problemas. Un conocido dicho diría que "hice limonada con los limones que me dieron", pero eso es lo que deberíamos de hacer todos ante las situaciones amargas, enfocándonos en utilizar las dificultades como oportunidades de crecimiento.

LAS SITUACIONES DIFÍCILES

Las situaciones difíciles ayudan a las personas a desarrollar su propia tenacidad y a cultivar valores como la sabiduría, la intuición, la determinación y la paciencia. Las oportunidades existen para todos los seres humanos pero hay que aprender a encontrarlas. Cuando una persona aprende a captarlas y a aprovecharlas, sabe que a partir de ese momento y por medio de la ley de atracción seguirá atrayendo más oportunidades. No me canso de enfatizar la importancia de ver más allá de los ojos y de escuchar más allá de los oídos la voz y la luz de nuestro espíritu, de nuestro ser interior. Al establecer esa conexión innata, es más fácil escuchar y ver las oportunidades que se nos presentan en la vida. Con cada oportunidad que se aprovecha llega un triunfo. Cada triunfo que se conquista atrae a otros triunfos por conquistar. Incluso desde los tiempos remotos, el gran historiador romano Titus Livius sabía de la importancia y el valor de las oportunidades, por eso escribió: "el hombre debe permanecer alerta para no perder su oportunidad". También el sabio griego Pitaco de Mitlene hizo mucho énfasis en animar a la gente a "escoger su oportunidad".

Las oportunidades son tan importantes para la vida de las personas que incluso se habla de ellas como regalos provenientes del más allá. Dentro de las culturas africana y brasileña se venera a la diosa Yemanyá, reina de los mares, como la portadora de las oportunidades. Según sus creencias, éstas se le presentan a los seres humanos con la misma continuidad con la que lo hacen las olas del mar. Las personas que las esperan deciden cuándo nadar con ellas. Se dice que Yemanyá les dice a sus hijos que deben entender la importancia del tiempo perfecto para poder ver, asimilar y aprovechar las oportunidades. Y en una comparación perfecta enfatiza que las personas deben de dejar ir sus dudas e inseguridades de la misma manera en que la resaca vuelve al mar.

LOS TRIUNFADORES

La persona que triunfa, que se convierte en líder, que sale adelante, es aquella persona que reconoce las oportunidades y las aprovecha. Comprendiendo los principios fundamentales de la ley de atracción se puede hacer una correlación entre los resultados obtenidos en los diversos sectores de la vida y el reflejo perfecto de las energías y vibraciones emanadas del ser. Como dije anteriormente, el resultado invariable de esta conexión es precisamente la llamada ley de atracción.

Es importante recordar que el estado de ánimo es el primer generador de la ley de atracción. Cuando la persona se siente decaída, cansada, de mal humor o con algún malestar, lo primero que debe hacer es elevar su propia vibración energética. Hay varios factores externos que sirven como ayuda para mejorar el estado anímico. La música, la danza, el canto y la pintura son algunas de las manifestaciones creativas que ayudan a obtener dicha elevación. El descanso adecuado y la respiración correcta juegan un papel fundamental en la vida de toda persona. El descanso es primordial porque ayuda a regenerar las células del organismo de una manera perfecta. La respiración ayuda a proveer del suplemento vital a todos los órganos del cuerpo. Cuando el cuerpo se encuentra en armonía, su energía vibratoria es mucho más elevada.

Al estar tan ocupada educando a mis hijos, llevándolos y trayéndolos de la escuela, trabajando, recuperando mi salud, había descuidado un poco mi lado creativo. Las horas del día no me alcanzaban para hacer todo lo que quería hacer y por muchos años por las noches me iba a dormir agotada y pensando que no había "terminado" con todo lo que "debía" haber hecho. Al comenzar a cultivar más de lleno mi lado espiritual comencé a comprender que las limitaciones creativas son impuestas por nosotros mismos. Me di cuenta de la cantidad de tiempo que había perdido a lo largo de mi vida simplemente en tonterías. Tiempo perdido en situaciones o con personas que realmente no me aportaron nada en particular. Pero nunca es tarde para recapacitar y enmendar el camino y ahora una de mis prioridades en la vida es cultivar mi parte creativa.

EL VALOR FUNDAMENTAL DEL TIEMPO

Cuando comencé a entender el valor fundamental del tiempo, decidí hacer cambios radicales a la manera en la que ocupo mis días. Finalmente me di cuenta de que no era tan necesario tener la casa impecablemente limpia ni la ropa planchada todos los días pues yo misma me juzgaba muy duro para tener una "casa perfecta". Actualmente sé qué papel tan importante juega la creatividad del ser humano como herramienta necesaria para enriquecer el espíritu. Por eso mismo me hago tiempo de pintar, tomar fotografías y bailar, así sea por las noches en la sala de mi casa. Invito a mis hijos a compartir esos momentos pero, como adolescentes que son, la mayoría de las veces prefieren no hacerlo. Respeto su decisión pues cada persona debe pasar por su proceso de aprendizaje de una manera individual.

Aunque no sé pintar, me compré un caballete y varios lienzos y he plasmado en ellos lo que me ha salido del alma. No juzgo mis pinturas pues a final de cuentas el arte es algo muy subjetivo. Escucho música que me tranquiliza y que aporta paz a mi espíritu. Me encantan los cantos gregorianos y la repetición constante de mantras que traje de mi visita a la India. Al rodear mi casa de armonía, atraigo armonía hacia ella. Al vivir en paz mi vida, atraigo paz a mi vida. Al sentirme segura de mí misma, atraigo seguridad a mí misma. Trabajo con la ley de atracción todos los días de mi vida y, a través de la claridad que he logrado obtener liberándome de influencias externas, he aprendido a identificar cuando se me presentan las oportunidades.

El gran maestro Buda dijo: "todo cuanto somos es el resultado de lo que hemos pensado", así que te invito a pensar y a diseñar cómo quieres que sea tu vida a partir de este día.

$\mathscr{C}$APÍTULO ONCE

Una jornada espiritual

LOS SERES HUMANOS tenemos varias cosas en común: la mayoría busca encontrar la felicidad, salud y prosperidad, además de querer disfrutar la vida. Gran parte de la población mundial cree en Dios, un Ser Supremo o en la Energía Divina o Cósmica. La mayoría de nosotros busca tanto el bienestar propio como el de su familia. Y prácticamente todos en algún momento sentimos la necesidad de realizar una búsqueda espiritual.

Hace unos días escuché a la poetiza Maya Angelu decir que "hasta las personas que cometen fechorías en las calles buscan la seguridad dentro de las mismas calles". Así es. Incluso quienes se desvían a un mal comportamiento tienen o tuvieron en algún momento de sus vidas buenos sentimientos. Hace varios años comencé un programa de reparto de regalos navideños en las cárceles del condado de

Bexar en San Antonio, TX, ciudad en la que vivía. La víspera de la Navidad, cuando llegábamos cargados de los regalos que los reclusos darían a sus hijos, pude apreciar aun en quienes habían cometido delitos impensables contra otro ser humano, que había un corazón abierto al amor y a la ternura. Con facilidad se percibía en el ambiente ese amor especial entre padres e hijos a pesar de vivir tras las rejas. Me tocó ver escenas que guardo profundamente en mi mente por su naturalidad y sinceridad. Por ejemplo, cuando a un criminal de 6 pies de altura con la cabeza rapada y el cuerpo tatuado, con la mirada dura y el físico engrandecido de tanto ejercicio se le nublaban los ojos de felicidad al ver la sonrisa de sus hijos pequeños recibiendo sus regalos. O cuando el hombre rudo de cola de caballo engomada abrazaba tiernamente a su bebé recién nacido y le murmuraba al oído con la misma ternura que un padre no privado de su libertad lo hace.

Aunque sea difícil de entender, gran parte de los reos también busca encontrar la felicidad tanto para ellos como para sus familias a pesar de vivir encarcelados. La felicidad es un derecho que tenemos todos los seres humanos y que, como decía el gran reformador social y religioso hindú Mahatma Gandhi, es "la armonía entre lo que se piensa, se dice y se actúa".

NUESTRA RAZÓN DE EXISTIR

Durante nuestro recorrido por este plano llamado tierra y conforme vamos despertando nuestra conciencia espiritual, comenzamos a buscar el significado de nuestra vida, nuestra razón de existir y nuestra misión. Queremos estar seguros de que vamos por el camino correcto y de que nuestra vida tiene un propósito. Creando conciencia de esto comenzamos a trabajar para llegar a ese estado que nos permita entender la misión única que tenemos cada uno de nosotros. Si bien un dicho popular dice que "por cualquier camino se llega a Roma", dentro de la espiritualidad también hay diferentes caminos que nos ayudan a llegar a ese lugar especial y único para cada persona. Teniendo presente que todos somos seres únicos e individuales entenderemos más fácilmente que todos y cada uno de nosotros tenemos que recorrer caminos diferentes pues nuestra jornada espiritual es un proceso introspectivo.

Mi recorrido comenzó hace muchos años. En el trayecto he descubierto lugares maravillosos que han alimentado mi alma y engrandecido mi espíritu. He aprendido que la felicidad no es un destino sino un trayecto y que aunque existe, no se puede vivir en ella permanentemente. La felicidad se alimenta de la acumulación de momentos de gozo interno. La felicidad es ese sentimiento de paz con uno mismo y con el mundo exterior que se obtiene a través del cultivo de los principales valores humanos. Es agradecimiento y amor. Es luz, paz, ternura y comprensión. Es un estado del alma y del espíritu proyectado en el plano terrenal. La felicidad se hace de momentos y dura en nuestra conciencia por mucho tiempo.

Precisamente en esa búsqueda por comprender lo que es la felicidad y por entender el sentido de la vida de una manera más profunda comencé mi jornada espiritual. Cuando se crea conciencia de que el ser humano no vale por lo que tiene sino por lo que es, se aprende a valorar el regalo tan grande que es la vida. Personalmente he llegado a comprender su significado a través de mi peregrinación espiritual, peregrinación que todos y cada uno de nosotros debemos realizar en el momento en que estemos preparados para hacerlo. En el trayecto aprenderemos a volar, a crecer, a triunfar, a gozar, a maravillarnos con cada segundo de vida disfrutando así de la plenitud.

Dentro de la misma jornada espiritual hay días de más entendimiento, de un gran despertar, y de mayor lucidez o claridad, y días que son necesarios para la asimilación de los conocimientos o los aprendizajes recibidos. Así como el universo se rige por la noche y el día, dentro de la jornada espiritual se presentan días de iluminación y días de asimilación. Lo que es indiscutible es que cada día forma parte integral del proceso de crecimiento si se pone atención a las señales que emite el universo.

Uno de los momentos más importantes para mí dentro de mi recorrido fue un viaje que realicé a la India en busca de respuestas personales. La India es quizá la región más espiritual y religiosa del mundo y por eso a ella acuden millones de personas en su propia búsqueda. Para los habitantes del país, la religión es su estilo de vida. En la India tanto la religión como la espiritualidad cubren todos los aspectos de la vida, desde las tareas más comunes y sencillas hasta la educación, la política y la muerte. Así que yo, como tantas otras personas, también acudí allí en busca de respuestas.

LA INDIA

Desde el momento en que aterrizamos en Nueva Delhi y bajé del avión me di cuenta de que verdaderamente estaba en otro mundo. Era un mundo muy caótico y desordenado pero un mundo fascinante que a los pocos días me enredaría con su encanto sin igual. Nada me preparó para lo que encontré en la ciudad: gente por todas partes, miles de personas caminando, hablando, gritando, cada uno atento a su propia vida. Cientos de vehículos atiborrados de gente, sonando la bocina descontroladamente yendo hacia cualquier rumbo: autos, bicicletas, motocicletas y tuc tucs (vehículos de tres ruedas y una cabina) circulando por las avenidas en medio de las vacas, los camellos y los elefantes, sin control alguno excepto la precaución de cada conductor. No podía evitar sonreír ante tanto caos preguntándome ¿qué era lo que estaba buscando ahí realmente? Nueva Delhi fue mi entrada a la India y me abrió las puertas para darme cuenta de la multitud que encontraría durante todo mi viaje, además, me enseñó que verdaderamente la India es un país de contrastes.

A pesar de que realicé un poco del típico recorrido turístico mi viaje era parte de mi jornada espiritual y decidí dedicarme a ella de lleno. Para eso lo primero que hice fue visitar templos a la hora de sus servicios al público. A pesar de que el hinduismo es la religión más popular en la India ya que más del 80 por ciento de las personas lo practican, la religión del Islam también tiene muchos seguidores (más de un 12 por ciento). El budismo y el cristianismo también son practicados pero a una menor escala. Me llamaba mucho la atención ver cómo todos los días y a todas horas miles de feligreses se acercaban a los templos a alabar a sus dioses con el mismo respeto que cualquier feligrés de mi comunidad. Me parecía fascinante ver cómo se arrodillaban ante las estatuas de sus dioses que hasta ese momento eran desconocidos para mí, cosa que hacían con la misma fe y devoción con la que los católicos alaban a los santos. Al principio me sentía un tanto extraña al visitar algunos templos en donde los dioses venerados tenían más apariencia animal que humana. Uno de los primeros que visité fue el templo de Ganesha, el dios que remueve los obstáculos. Su cabeza es la de un elefante y su cuerpo es el de un humano, por lo cual inicialmente más que devoción me provocaba intriga. También estaba el templo Hanuman, considerado el más fiel de los sirvientes de dios, cuyo cuerpo es una combinación entre mono y humano y su cara es de simio. Me llamó mucho la atención ver cómo el amor, la fe y el respeto con el que los veneraban era exactamente igual al que profesan personas de otras religiones a sus dioses, que por lo general tienen una apariencia más humana.

Comencé a entender de una manera más profunda cómo es que los seres humanos buscamos el mismo refugio y la misma protección en un Ser Superior sin importar su apariencia, pues a final de cuentas es simplemente una imagen. Aun así, una de las visitas que más impactantes fue la que hice al templo de Bahai cuya construcción era muy parecida a la Casa de Opera de Sydney, Australia, pues es como una flor de loto gigantesca. Me sorprendí mucho estando dentro ya que se podía percibir un profundo sentimiento armónico de fe, de esperanza, de unión y de respeto dentro de un templo carente de imágenes que venerar. Al observar a los feligreses que sin zapatos y con toda devoción entraban a ese templo, entendí que sin importar la raza, la cultura o la ubicación geográfica todos los seres humanos buscamos obtener la misma paz, protección y seguridad. A pesar de la multitud que había ahí dentro y del constante entrar y salir de los fieles, había un silencio total, una demostración absoluta de respeto en lo que me pareció la comunión entre el hombre y el Ser Superior. Fue justamente dentro de ese templo cuando comencé a sentir la sensación de que empezaba a acercarme a aquello que había ido a buscar a la India. Aquello que probablemente es lo mismo que buscamos la mayoría de los occidentales cuando viajamos a esas tierras lejanas. Empezaba a expandir mis horizontes y me sentía sumamente feliz.

LA BÚSQUEDA ESPIRITUAL

La búsqueda espiritual no tiene un principio específico. Ocurre cuando la persona presta atención a su voz interna que pide crecer, despertar, aprender y descubrir como consecuencia del desarrollo evolutivo del ser. Una vez que se toma conciencia, la búsqueda es continua, no cesa jamás. Poco a poco se van abriendo nuevos horizontes y se van recibiendo nuevas corrientes de información que permiten al individuo, a través de su libre albedrío, decidir qué es lo que acepta y qué no. Es entonces cuando la persona comienza a absorber todo aquello que se alinea correctamente con sus energías y las de la divinidad. La búsqueda intenta encontrar esa unión especial y única entre la totalidad del universo y el ser humano como parte integral del mismo. Como cada persona es una criatura única, la búsqueda de cada persona debe ser realizada de una manera singular.

Los contrastes que se viven en la India son realmente muy fuertes. Por una parte la pobreza tan grande está siempre latente en cualquier lugar por donde uno transite. Niños, adultos y ancianos buscan constantemente obtener del turista alguna moneda que los ayude a sobrellevar la vida. Contrario a lo que se ve en los Estados Unidos, ahí la gente no guarda su espacio, piden e imploran limosnas mientras le hablan a uno muy de cerca invadiendo su espacio territorial e incluso jalándole la ropa. Si uno da una moneda por ayudar, repentinamente se encuentra rodeado de decenas de personas pidiendo algo más. Ahí continuaban mis lecciones de aprendizaje pues aunque me partiera el alma tuve que aprender a poner límites en cuanto a lo que podía dar. Esas situaciones eran sumamente contrastantes con el lujo de los hoteles en los que nos estábamos hospedando, que realmente parecían salidos de un cuento de hadas, y eso fue lo que me enseñó a poner el contexto en una balanza.

En la ciudad de Jaipur nos quedamos en un hotel que había sido un antiguo palacio. El lujo era abrumador. Las paredes y los pisos eran de un mármol impecablemente blanco y en el centro de la recepción había estatuas de marfil talladas a mano con oro y piedras preciosas incrustadas. El hotel se encontraba ubicado a un lado de una pequeña carretera y se escondía detrás de unas murallas blancas que acordonaban la propiedad. Al llegar a las puertas que pasaban casi desapercibidas desde la carretera, cuatro guardias

se acercaban al auto para verificar que quienes lo aborda-
ban eran realmente huéspedes del hotel. Una vez dentro de
la propiedad, el auto debía recorrer un largo tramo de ma-
jestuosas fuentes hasta llegar a la entrada del edificio principal. Ahí, los huéspedes eran recibidos por dos hombres
con una vestimenta tradicional mientras que dos músicos
tocaban armoniosas melodías hindúes con instrumentos típicos de la India como son la flauta y el sitar. El lugar parecía irreal pues la opulencia del mismo era un contraste
demasiado fuerte comparado con la pobreza que se vivía a
unos cuantos metros fuera de sus puertas en donde la gran
mayoría de las casas no contaban ni siquiera con los servicios básicos de agua corriente ni de electricidad.

Ese viaje me permitió ver una dualidad en la realidad y
conocí los polos opuestos de una misma situación. Me di
cuenta de que una sola persona no puede cambiar al mundo
pero una sola persona sí puede cambiar un mundo: el suyo
propio. Tuve la fortuna de conocer y conversar con personas
de varios estratos sociales y me gustó ver cómo la religión y
la espiritualidad rigen sus vidas. Continué con mis visitas a
sus templos, aprendí sus mantras y sus cantos de alabanza.
Me fundí en sus costumbres, disfruté los sabores de sus
alimentos, el olor de sus calles y el respeto por sus animales.
Me parecía increíble cómo en pocos días empezaba a notar
una pequeña transformación en mi persona. De alguna manera me estaba sensibilizando.

Como comenté anteriormente, a raíz de la transformación energética o milagro que realizó mi cuerpo cuando me
diagnosticaron el tumor canceroso del pulmón, comencé a
estudiar más de cerca la filosofía budista. Sus enseñanzas

me han permitido entender que tanto el maestro Buda como el maestro Jesús han sido seres tan magníficamente iluminados que han podido brindar sus enseñanzas a millones de millones de personas a través de los siglos. Previo a mi viaje, yo había averiguado acerca del templo del Sarnat, lugar en el que el gran maestro Gautama Buda había dado sus primeros sermones a sus discípulos una vez que alcanzó la iluminación. Para mí era una prioridad visitarlo.

Al acercarme al templo comencé a percibir una energía especial difícil de describir con palabras pues era más que nada como una sensación de bienestar. Al entrar me dirigí directamente al altar en donde lo único que había era una estatua de oro del maestro, sentado en flor de loto con las palmas de los pies apuntando hacia el cielo y las manos frente al pecho en estado de meditación. El templo era sencillo comparado a muchos de los otros templos majestuosos que visité, pero sin embargo desde que entré me sentí tranquila y experimenté una conexión especial que no había sentido en ningún otro templo. Me quedé ahí frente a esa estatua un largo rato. Me sentía muy a gusto y curiosamente a mi mente llegaba repetidamente la frase "yo soy quien yo soy". Me encontré envuelta en un amor divino que no había sentido con anterioridad y empecé a sentir como si un velo de paz me cubriera el cuerpo envolviéndome en la totalidad del universo. A pesar del murmullo que provocaba el ir y venir de la gente, yo me desconecté del ruido y alcancé un estado emocional casi fuera de mi ser. Desde mis entrañas sentía una paz y una alegría sin igual y así me quede por lo que después supe fue un largo rato. Hice mis plegarias, mis rezos y mis mantras y cuando finalmente salí afuera lo hice sintiéndome invadida por una gran felicidad interna que aparentaba desbordar fuera de mi cuerpo.

LA TAREA INDIVIDUAL

La búsqueda espiritual es una tarea individual. Mi búsqueda puede servir de estímulo para el caminar de alguna otra persona, pero no pretendo que sea su jornada. Cada ser humano debe actuar de forma coherente con sus necesidades internas las cuales se ven influenciadas por todos los hechos que componen su vida. La manera en la que cada uno busca y encuentra es única y así debe de ser pues las energías, las vivencias y las circunstancias de cada persona son las que forman el maravilloso ser interior de cada uno de nosotros.

CENTRO ESPIRITUAL

Durante ese viaje llegué a la ciudad de Varanasi que es considerada el centro espiritual de la India. Cada año acuden a ella millones de peregrinos a bañarse en el río Ganges (su río sagrado) para purificar su espíritu de acuerdo a sus creencias. Sabía de la importancia de la ciudad pues varios amigos me habían sugerido visitarla y, por consecuencia, durante mis estancias en otras ciudades no pude evitar preguntar a quienes vivían ahí lo que la ciudad de Varanasi representaba para ellos. En el trayecto del aeropuerto al hotel me percaté de la presencia de muchos ancianos indigentes vagando por las calles, especialmente mientras más cerca estábamos de los ghats (los ghats son los enormes escalones de piedra que llevan desde lo alto de la ciudad hasta el río Ganges y es el lugar en donde se encuentran localizados los crematorios). Más adelante me enteré de que cientos de personas deciden esperar la transición de esta vida a la siguiente precisamente en esa ciudad ya que de acuerdo a sus creencias si al morir sus cuerpos son depositados en el Ganges su paso al cielo está garantizado.

Mi primer paseo por los ghats fue realmente fascinante ya que fue la primera noche y comenzó justo en la puerta del hotel en el que nos hospedábamos. La noche era oscura y en el cielo se podían apreciar algunas estrellas por arriba de la capa de humo que cubría la ciudad. Me llamó mucho la atención la gran cantidad de templos ahí ubicados en los cuales se llevaban a cabo ceremonias religiosas tanto de alabanza a la diosa del Ganges como a una infinidad de deidades. Una de las ceremonias en particular me atrajo a ella pues contaba con un amplio número de devotos nativos del lugar que al unísono repetían los cantos con los monjes que la estaban celebrando. Todos juntos formaban un coro de voces fuerte que parecía irrumpir con su fuerza la oscuridad de la noche. Decidí sentarme a participar en la ceremonia intentando repetir a coro lo que ellos decían pues era mi manera de "pertenecer" en ese momento a la integración universal. La experiencia fue maravillosa y al poco tiempo me sentí realmente integrada del todo.

Estaba sentada entre dos hombres hindúes de una edad ya avanzada que repetían sus rezos con una devoción admirable. Mientras tanto los monjes, vestidos con túnicas color marrón y cinturones dorados, encendían lámparas de incienso mientras hacían plegarias y elevaban sus brazos hacia el cielo frente al Ganges. Más tarde me explicaron que sus ofrendas eran símbolos de agradecimiento al universo por la vida misma y eran señales de humildad al abrir el corazón para continuar por la vida. La ceremonia era realmente bella y cautivadora para mí pues era totalmente ajena a las ceremonias a las que yo estaba acostumbrada. En el ambiente se podía percibir ese respeto absoluto tanto a la vida como a la muerte.

Mientras estaba sentada disfrutando de ese momento tan mágico me percaté de que por el río flotaban cientos de pequeñas lucecitas. Se veía muy bonito pues parecía una línea de luz en medio de la oscuridad. Más tarde me explicaron que esas velas se ponen en el río como ofrendas a la diosa del Ganges y llevan los deseos y las peticiones de quienes las depositan en sus aguas. Naturalmente esa misma noche compré varias para yo misma depositarlas en el río junto con mis peticiones. Mi jornada espiritual estaba tomando forma y sentía una emoción casi indescriptible.

ESTAR ABIERTO A EXPLORAR ALTERNATIVAS

Cuando una persona decide iniciar su jornada espiritual debe estar abierta a explorar alternativas diferentes para poder comparar y decidir el camino a seguir. La búsqueda espiritual no es necesariamente una jornada religiosa sino un encuentro entre el alma, el espíritu y el Ser Superior.

Una de las claves para empezar esta jornada es la apertura de pensamiento y las ganas de expandir los horizontes. Una mente abierta a recibir nuevos conocimientos es fundamental para el enriquecimiento espiritual. Durante la búsqueda se debe estar receptivo a captar y seguir las señales que va ofreciendo el camino definiendo las enseñanzas en las lecciones recibidas. Únicamente una mente abierta ofrece una oportunidad de crecimiento.

Los ghats de Varanasi son los más conocidos de la India precisamente por su ubicación. Ahí, cientos de cuerpos son incinerados diariamente en sus crematorios tanto privados como públicos. Habiendo crecido en una sociedad de mucho apego a los afectos, encontré fascinante el desapego ante la muerte de los habitantes de la región. Durante varios días me dediqué a observar cómo los cuerpos eran transportados en unas camillas desde lo alto de los Ghats hasta los crematorios. Los cuerpos iban envueltos en una manta casi anaranjada y por lo general acompañados de hombres que caminaban a su lado. No había llanto ni gritos de desesperación por la muerte. Había un respeto y una serenidad que me parecían fuera de este mundo. Las mujeres no acuden a los crematorios para evitar que sus emociones interrumpan el trayecto del alma. Según me explicaron, si un niño, una mujer embarazada o un líder espiritual mueren, sus cuerpos gozan lo que ellos consideran el privilegio de ser arrojados al río sin ser incinerados. El resto de la población debe ser cremada. Una mañana nos levantamos al alba para navegar por el Ganges en una barca decorada con cientos de flores naturales como ofrenda a la diosa del río. La mañana era fría y el ambiente diferente a lo que había vivido jamás. En las orillas del río había cientos de personas ya fuera bañándose, rasurándose, lavando ropa, meditando o haciendo ejercicio. Entre la gente paseaban las vacas que parecían disfrutar del amanecer por igual. Me parecía que estaba viendo una película y no escenas de la vida real. Los crematorios trabajaban sin cesar y desde temprano el cielo estaba nublado con el humo de los cuerpos combinado con el aceite, las mantas y la madera con las que se prende la fogata. Con nuestra barca nos acercamos a los crematorios pues me intrigaba ver cómo reaccionaban las personas ante la pérdida. La presencia de las mujeres no está permitida ya que al ser más sentimentales pueden llorar o incluso arrojarse en un abrazo al cuerpo, como llegó a pasar algunas veces. Me llamó la atención ver a varios hombres con la cabeza rapada cerca de diferentes cuerpos y después supe que los hijos mayores de las familias se rapan la cabeza como símbolo de respeto ante la muerte de alguno de los padres. Ellos mismos se encargan de encender la hoguera en donde el cuerpo arde dando cinco vueltas alrededor de la misma en señal de despedida. Cuando las cenizas son arrojadas al río, los hijos mayores se quedan en la ciudad de Varanasi por dos semanas para rezar y meditar. El resto de los familiares vuelve a sus casas ya que para ellos la muerte es simplemente la partida hacia su cielo (Nirvana), por lo cual deben estar contentos por el que partió.

Todo ese aprendizaje era realmente fascinante para mí y mientras trataba de asimilar eso comencé a escuchar unos tenues cantos que provenían de una lancha que comenzaba a zarpar justamente de los crematorios. Pude ver que en la proa iba amarrado un cuerpo que iba a ser arrojado directamente a las aguas del río. Según me explicaron, había sido un hombre sabio y gozaba del privilegio de una entrada directa al más allá.

Las lecciones de desapego a los afectos que recibí en ese viaje son de un valor incalculable. Entendí que la realidad de nuestro mundo la creamos nosotros mismos con nuestra imaginación, ya que los sentimientos van más mucho más allá del intelecto. Estamos en este mundo simplemente de paso. Cada uno de nosotros tiene una misión que cumplir y verdaderamente la manera como se enfrenta la vida es una percepción única que se basa simplemente en las vivencias de cada persona.

CULTIVAR EL ESPÍRITU

En mi jornada espiritual he aprendido que la meditación, la música tenue y los mantras me han ayudado mucho a cultivar mi espíritu. Viviendo en un mundo tan complicado y caótico como el mío, he podido aprender a través de estas prácticas a recibir calma. Cuando el alma está en calma, surgen la bondad y la compasión automáticamente. Los seres humanos hemos sido creados como energías positivas unidas al todo universal por medio del amor. Cuando aprendemos a aquietar los ruidos exteriores y a escuchar a nuestra alma, fluyen poderes maravillosos como el de la inspiración o el de la creatividad. De cada uno de nosotros depende crear el tiempo para cultivarnos a nosotros mismos. A pesar de que todos sabemos que vamos a morir, la mayoría de nosotros nunca espera la muerte aunque esta llegue inevitablemente. Por eso mismo, mientras gocemos del maravilloso privilegio de estar vivos, debemos aprender a crecer espiritualmente para que cuando nos vayamos nuestro espíritu vuele libre hacia un mejor lugar. Es importante que cuando comencemos a despertar nuestra conciencia espiritual, intentémos encontrar nuestro propósito en el planeta pues únicamente si lo buscamos conscientemente lo encontraremos.

El amor, la compasión y el agradecimiento son las cualidades básicas que necesita nuestro espíritu para seguir creciendo. Es importante alimentarlo. A pesar de que la vida a veces se nos presenta con dificultades, el camino siempre está lleno de bendiciones y debemos estar alertas para captarlas, utilizarlas, agradecerlas y engrandecerlas.

Todos somos seres únicos, especiales, individuales y maravillosos. Todos tenemos derecho a encontrar nuestro cielo dentro de esta tierra que el universo ha puesto a nuestro servicio. La vida deber ser vivida a plenitud pues a pesar de todo lo que uno pase ¡vale la pena vivirla!

CERRAR EL CICLO Y
COMENZAR UNA NUEVA VIDA

LAS ETAPAS DE la vida son ciclos que empiezan y termi-
nan en momentos determinados. Los cierres de ciclo dan
comienzo a los inicios de otros ciclos nuevos en nuestro
continuo trayecto por la vida. A pesar de que la vida en
nuestra condición actual es una y tiene un principio al nacer y un final al trascender, está compuesta de un gran número de eventos especiales que la hacen una vida única,
especial y excepcional. Precisamente por eso es imposible
escribir un manual que sirva como guía de vida a la población en general. Todos somos diferentes a pesar de parecer
similares y cada uno de nosotros venimos a llevar a cabo
una misión única e individual que nos ayudará a crecer espiritualmente. Ese crecimiento no se lleva a cabo de la no-

che al día ya que la vida misma es un proceso constante y continuo de aprendizaje.

A pesar de que los caminos son diferentes para todos, existe una variable principal que es común: la fe. Fe no como principio dogmático sino como sinónimo de creencia, convicción y confianza. Fe en uno mismo. Fe en la humanidad. Fe en el universo. Fe en el Ser Superior.

Con este libro he tratado de explicar a través de mis experiencias personales cómo es que con fe pude transformar mi vida y empezar a vivir desde una perspectiva diferente: un lugar más placentero en donde la confianza en mí misma, la aceptación de mi ser y las decisiones propias me rigen. Con fe pude comenzar de nuevo a pesar de que en ocasiones sentí que los obstáculos que se me presentaban eran realmente difíciles. Con fe aprendí a transformar la adversidad en oportunidad y a darme cuenta del verdadero privilegio que es la vida. Con Fe en mí misma he aprendido a derribar las barreras internas de ideas aprendidas y a lograr una seguridad que da valor e integridad a mi vida. Con fe estoy aprendiendo a balancear mi vida enriqueciéndome aun mientras cultivo mi parte creativa.

Tú también puedes hacerlo. Lo único que necesitas es crear conciencia de que tu vida te pertenece a ti y únicamente tú darás cuenta por ella al final de tu trayecto.

CON FE puedes lograr lo que te propones. CON FE se vive a plenitud.